脳機能解明の歴史

意識の座はどこにある？

江夏 怜

はじめに

　本書の着想は、札幌医科大学において、大学院生向けに行った講義から始まりました。当初は、半ば自分の興味からはじめた「精神外科の歴史」や「脳機能解明の歴史」などの講義でしたが、調べていくうちに、過去の発見が現在にどのように結びついているのかを知り、自分自身が夢中になっていました。過去の先人たちがどのように医学を発展させてきたのかを知ることは、とても興味深い発見の歴史であるとともに、示唆に富んだ教訓でもあります。医学の歴史は、拍手喝采を送りたくなるような輝かしいものもあれば、目を覆いたくなるような失敗もあるからです。その成功も失敗も、現代に結びついていることを考えれば、現在の研究のルールがどのように決まってきたのか、あるいはいま現在においてもどのような問題を抱えているのかを考える助けになるでしょう。

　現在の脳科学の発展は目覚ましく、十年先にはどのような状況になっているのかは想像もつきません。本書では、今日にいたるまでの脳機能解明の歴史を著者が専門とする電気生理学を中心にまとめました。私自身は調べてみて、新たな発見が実用に生かされるまで、新技術を導入する柔軟な発想力、自分の研究に対する執着とさらには、反対意見に対する議論など、過去から現在にいたるまで必要なものは大きく変わってはいないと感じました。過去の先人の奮闘の歴史は現代の私たちにも多くの教示を与えてくれるのでないでしょうか?

本書の内容は、かなり著者の個人的興味に内容が偏っていることは否めませんので、あらかじめお詫びしておきます。それでは、脳機能解明の歴史にしばしおつきあいください。

登場人物

古賀先生

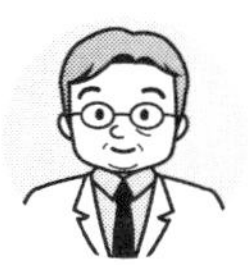

四五歳男性。福岡出身。神経生理学講師。二人の指導教官で幅広い教養に定評がある。美味しいものは食べるのも作るのも好き。留学経験もあり、海外の情報にも詳しい。

金城君

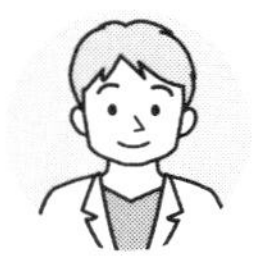

二八歳男性。沖縄出身で地元愛は強い。脳神経内科医。大学院二年生。子供のころから続けている空手は三段の腕前。研究テーマは脳波を用いた脳機能解析。

和田さん

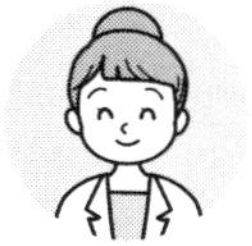

二八歳女性。北海道出身。脳神経外科医。大学院二年生。ドラマとアニメ大好きで有明のアニメジャパンには毎年参加している。アニメの話をしていない時の男性人気は高い。大学院卒業後は米国留学希望で、米国医師国家試験に挑戦中。

目　次

1．意識の座はどこにある？

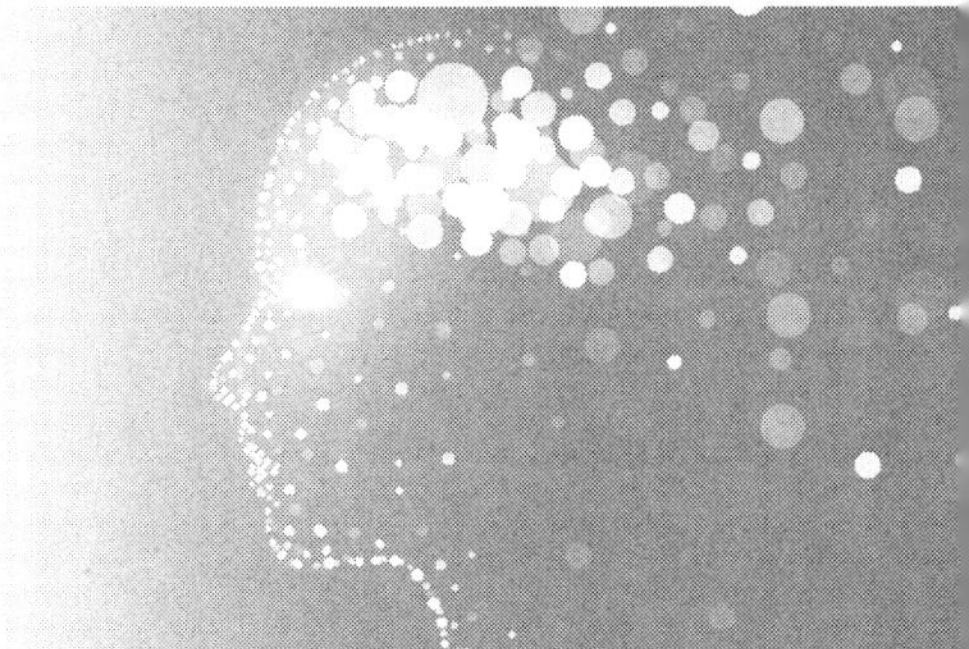

金城君：おはよう。和田さん。

和田さん：おはよ…って！　どうしたのその顔の痣は⁇

金城君：いやね。昨日の空手の稽古でもろに上段回し蹴りをもらってしまって……。見事に気絶させられた。まだ、少しふらふらする。

和田さん：もう。何しているの！　病院行った？　しばらくは稽古を控えなきゃだめよ！　脳震盪症状が回復する前に再度衝撃をうけると命に関わるような脳浮腫をきたすことがあるからね。

金城君：分かっているって。セカンドインパクト症候群のことだね。もちろん脳外科医の指示に従いますよ。でもね。上段回し蹴りがもろに頭に入ると、一瞬で意識を刈り取られるんだよね。ボディブローをもらうと呼吸はできないし、内臓痛で地獄の苦しみなのに比べて、気持ちがいいくらい。考えてみたら、脳震盪で意識を失うのはなぜなんだろう？

古賀先生：意識は、大脳皮質と脳幹の網様体賦活系の働きによって維持されているとされているね。脳に衝撃をうけて、回旋力が働くと、回転の中心となる中脳から視床に特に外力が加わり、この部位にある網様体賦活系が機能障害をきたすためとされている。

金城君：なるほど。脳に意識の中枢があるということを実感します。師範は気の流通が途絶えるから「気絶」するといいますが、こういう気の概念なんかは東洋の思想独特ですね。

古賀先生：いや、かならずしもそうとは言えない。それに意識の座がどこにあるかもいまもって結論が出ているとは言えないんだよ。今日は、時間もあるから少し過去の歴史を振り返ってみようか。意識の座はどこなのか？　これははるか昔から議論されてきて、よく知られているところでは古代ギリシャまでさかのぼる。この時には、意識の座は「脳にある」という説と「心臓にある」という説の二つがあった。前者を脳中心論（encephalocentrics）、後者を心臓中心論（cardiocentrics）と言っていたんだけど、それぞれ、代表的な人物ってわかるかな？

和田さん：古代ギリシャ時代で医学と言ったらヒポクラテスとかですか？

古賀先生：鋭い！　一人はコス島のヒポクラテスで、脳中心論の先駆者だね。医学の父として知られている。ヒポクラテスの大きな功績は、医学を迷信や宗教から切り離し、観察と経験を重視したことだ。ヒポクラテスは人間の体液は「血液、粘液、黄胆汁、黒胆汁」の四種類からなり、この体液の調和のくずれが病気を引き起こすという「四体液説」を唱え、これをもとに治療を行った。この医療界の超有名人は脳に意識の座があると主張した。これに対して、「心臓こそが認知能力の中心にあり、脳は血液を冷やすだけ」という考え方が心臓中心論だ。これを主張した代表的な人物を知っているかな？もっと有名人だ。

金城君、和田さん：わかりません。

古賀先生：心臓中心論の支持者として有名なのはアリストテレス。因みにヒポクラテスは紀元前四六〇-三七〇年、アリストテレスは紀元前三八四-三二二年の人だから、ヒポクラテスの方が前の世代だね。ヒポクラテスが「医学の祖」と呼ばれるのに対して、アリストテレスは「万学の祖」と呼ばれる。当時、多くの内容を含んだ哲学を論理学、政治学や自然科学などに分類して体系づけたことが大きな功績だね。ギリシャ語で「知を愛する」という意味のフィロソフィアが人間の本質であると考え、これが哲学の語源となった。彼の学問の対象には、現在の学問のほぼすべてが含まれるため、「万学の祖」というわけだね。大帝国を築いたアレキサンダー大王の家庭教師だったことでも知られている。ギリシャ哲学の流れでいうと、ソクラテスの弟子がプラトン、プラトンの弟子がアリストテレス。

和田さん：でも心臓中心論については間違っていたんですね。

古賀先生：もちろん、いまからすればアリストテレスの学問にも多くの間違いはあった。たとえば、ガリレオ・ガリレイの悲劇にもつながった天動説なんかもそうだね。でも、科学は間違いと修正を繰り返していくものだよ。むしろ、アリストテレスが偉大過ぎて、妄信されすぎてしまったことが問題だったわけで、これは現在においても教訓とするべきだろう。

金城君：ムム！　身につまされますね。肝に銘じます。

古賀先生：その後にカルケドンのヘロフィロスが現れる。カルケドンっていうのは、現在のトルコのカドゥキョイのことで、紀元前三三五-二八〇年の人だね。ヘロフィロスは、最初の生理学者とされるエラシストラストとともにエジプトのアレキサンドリアに医学校を創設した。ヘロフィロスの功績は、系統的な解剖にもとづいて、医学の理論を構築したことで、西洋医学が解剖にもとづいて発展していく方向付けをした人だと言ってもいい。これによって神経を発見し、さらに運動性、感覚性へと分類

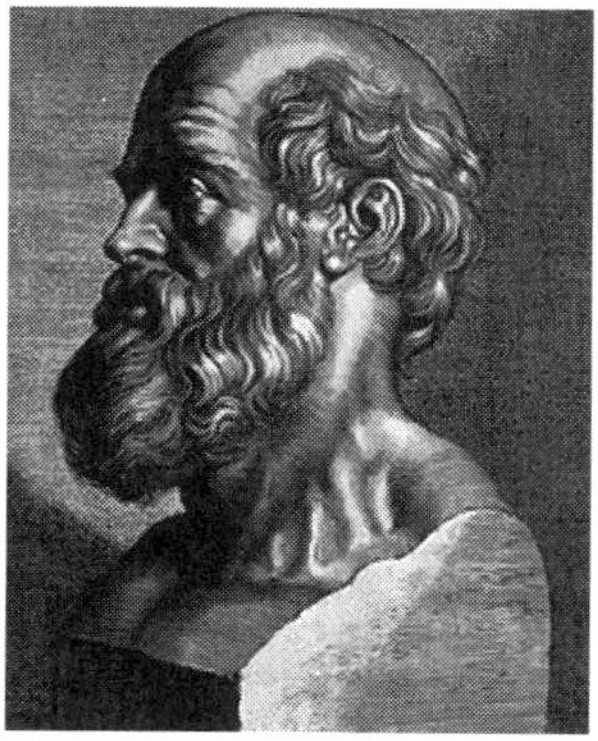

ヒポクラテス

（ギリシャのコス島。紀元前460-370年）

医学の父。四体液説を提唱。脳中心論を支持。

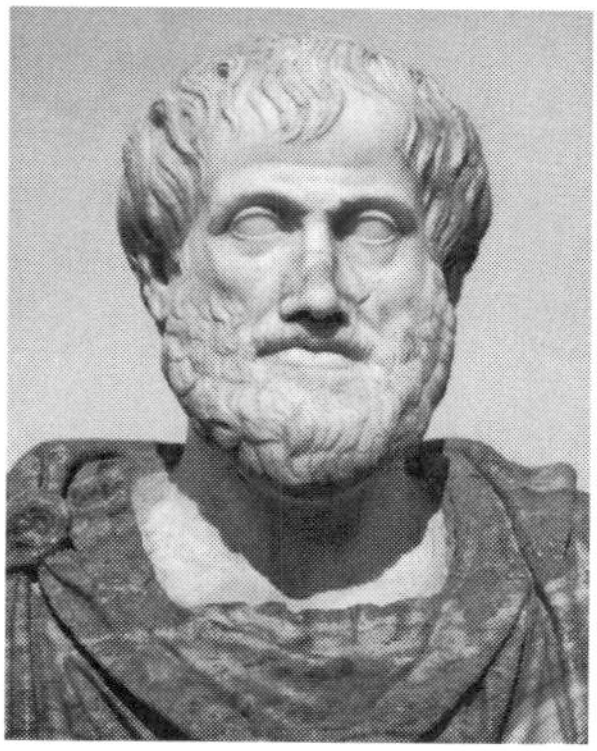

アリストテレス

（ギリシャ。紀元前384-322年）

万学の祖。プラトンの弟子でアレキサンダー大王の先生。心臓中心論を支持。

したり、脳が神経及びより高次の認知機能の中心であることを示したりしたわけだ。

和田さん：そんなに昔から解剖が行われてたんですね。現在の西洋医学からしたら大きな貢献ですよね。

古賀先生：ところが、ヘロフィロスには恐ろしい噂があって、多くの囚人を生きたまま解剖したとして、後に批判されている。

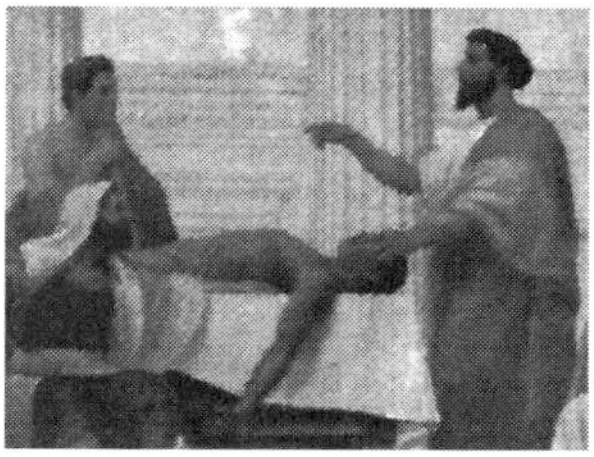

ヘロフィロス（上図の右）

（カルケドン。紀元前335-280年）

解剖により医学の理論を構築。アレキサンドリアに医学校を創設。囚人を生体解剖していたという噂も…

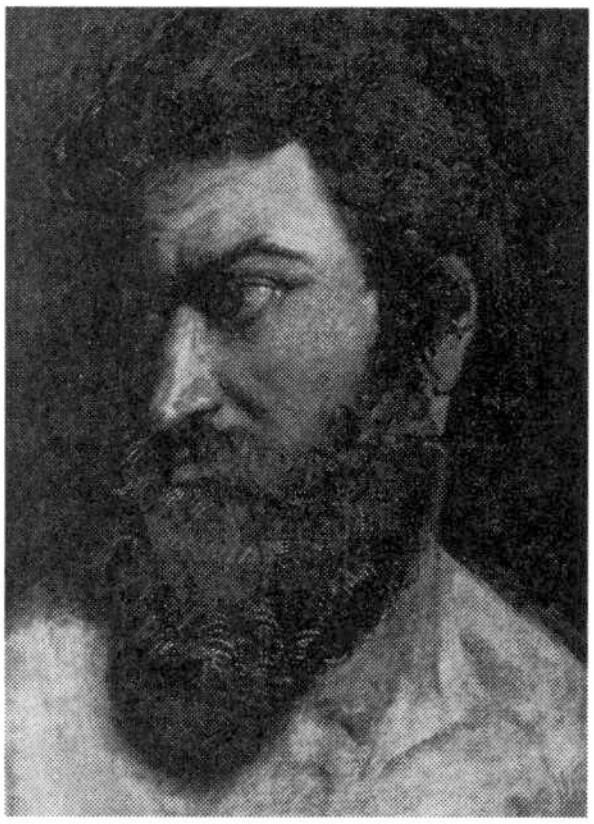

エラシストラスト

（キオス島。紀元前304-250年）

「プネウマ」が生命活動の元であると主張。ヘロフィロスとアレキサンドリアに医学校を創設。

金城君：生体解剖ですか！　とんでもないですね。本当なんですか？

古賀先生：実際のところはよく分からない。昔のことで確たる証拠もないし。本当だとしたら恐ろしい話だけどね。とにかく、この解剖によって医学を確立しようという流れは、さらに、ローマ帝国時代のギリシャの医師、ペルガモンのガレノスにひきつがれた。これは西暦一二九-二〇〇年の人で、英語名のガレンといった方が有名かもしれない。

和田さん：ガレン大静脈のガレンですね！

古賀先生：さすが脳外科医。脳梁膨大部の下にある大静脈は彼にちなんで名付けられた。ガレノスは剣闘士の医師をしていた経験から脳室の近くまで損傷が及んでいるほど、脳のダメージが大きいことに気づいた。

金城君：うーん。脳室近くまで剣で切られれば、そりゃ重症だ。同意します。

古賀先生：だけど、そこで、ガレノスはもちろん脳は大事だけど、脳実質よりもむしろ脳室が大事だと考えたんだね。そうして、ヒポクラテスの四体液説を踏襲しつつも、脳の中の脳室が特に運動、知覚、感覚などをつかさどる大事な部位で、ここにある「プネウマ」を介して、霊魂が肉体を操っているという説を提唱した。このプネウマは、霊気とか生気とか訳されるけど、中医学における気のようなものだと考えていいんじゃないだろうか。もともとこのプネウマが生命活動に重要だと主張したのは、ヘロフィロスとともに医学校を創設したエラシストラストなのだけれども、ガレノスはこの説もひきついだんだね。

金城君：なるほど。さっき、気の概念がかならずしも東洋のものだけではないというのはそういうことなんですね。

古賀先生：そう。似たような概念は、中医学における「気」やインドのアーユルヴェーダ

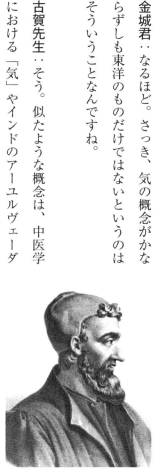

ガレノス

（ペルガモン。129-200年）

脳室にある「プネウマ」が身体を操るのに重要という説を提唱。英語名はガレン。脳梁膨大部下の「ガレン大静脈」は彼にちなんで名付けられた。

医学の「ヴァータ」などにも認められる。空手をはじめとする武道には中医学の影響を大きくうけているものもあるから、気の概念で説明されるんだね。東洋医学独特の概念だという言われ方をするけれども、西洋医学においても、かなり長い間主流となってきた考え方だ。西洋医学は、解剖を通じて、脳脊髄や神経などの身体を動かす仕組みを発見することでそのような考えが否定されていったのでしょう。ただし、それは、まだまだ先の話。ガレノスの説は、さらに、四世紀になり、エメッサの僧侶ネメシウスにひきつがれた。エメッサというのはいまでいうシリアにあったんだ。ネメシウスはガレノスの脳室が意識をつかさどるという考えをさらに発展させて「脳室機能局在説」を唱える。これは、前部の脳室は、感覚の受容、想像、空想に関わり、その情報をもとに中央の脳室は、思考や判断を行い、後部の脳室は、それらの感覚や思考などを記憶するといったような脳室の部位ごとに異なった働きを持つという考え方だ。この考え方は以降、近代解剖学が進歩していくまでの間、かなり長い間影響を持つことになる。因みに君たちの中で一番有名な解剖の本はなんだ?

和田さん：私の推しはグレイズ・アナトミーです！　メレディスがいい味出してます！

金城君：あのー…。和田さん？　それドラマのことじゃないの？

古賀先生：グレイズ・アナトミーは、イギリスのヘンリー・グレイによって書かれた「人体の解剖学」のことで、初版から一六〇年以上たついまでも代表的な解剖の教科書だね。同名ドラマが大ヒットしたおかげで、よーく知られるようになったんだけど、アメリカの外科医たちの生き様とかはちょっと置いといて、私は歴史上、最も影響を与えた解剖書と言えば、一五四三年にベルギーの解剖学者アンドレアス・ヴェサリウスによって記された「人体の構造」"De humani corporis fabrica" 通称「ファブリカ」だと思う。ファブリカは七〇〇ページ以上にわたる膨大な記述と詳細な解剖図を含む書物で、ガレノスの解剖学をもとにしつつも、その間違いを多く指摘した。これが近代解剖学の幕開けといってもいいんだね。ただし、ガレノスやネメシウスの脳室に意識の座があるという説を否定するにはいたらなかった。

金城君：結局、脳室ではなく、脳実質に意識の座をもとめたのは誰なんでしょうか？

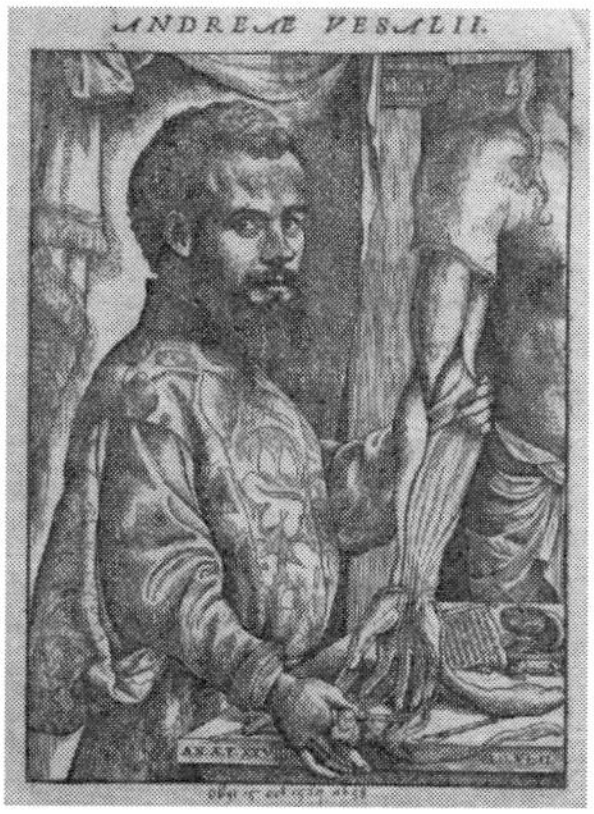

アンドレアス・ヴェサリウス

（ベルギー、ギリシャ。1514–1564年）

近代解剖学の嚆矢となる「ファブリカ」を出版。

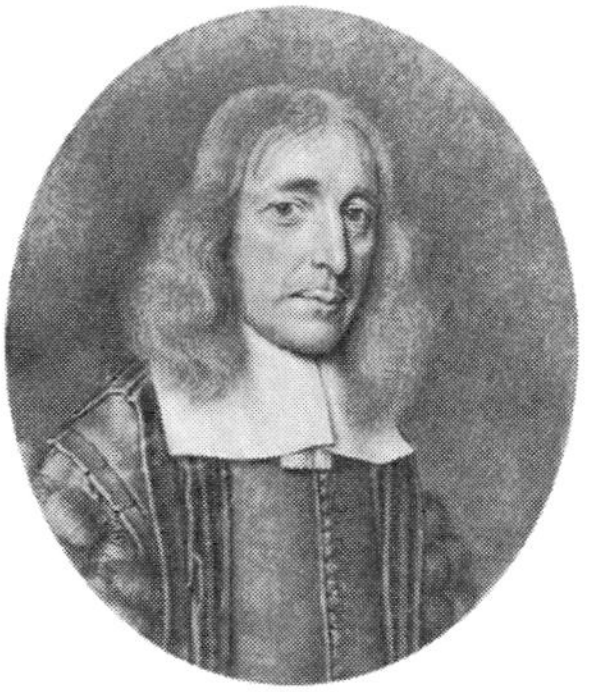

トーマス・ウィリス

（イギリス。1621–1675年）

「ウィリス動脈輪」の発見で有名。大脳皮質に認知機能の座があると主張。

古賀先生：脳室ではなく、大脳皮質に認知機能の座があるとしたのは、イギリスの医師であるトーマス・ウィリスで一六六四年に発刊した「Cerebri Anatome」中でのことだ。ウィリスの有名な発見は脳底にある動脈の輪、いわゆるウィリス動脈輪の発見で、他に、脳神経に番号を割り振ったことでも有名だ。

金城君：ローマ帝国時代のガレノスは、一五世紀にもわたって大きな影響を与えていたんですね。ここにきてようやく、脳実質が意識の座の主役になったわけですね。長い道のりです。

古賀先生：さあ、これは、いまもって結論と言えるんだろうか？これについては、近年に、最も意外な人たちが逆の立場をとっている。たとえば、カナダの有名な脳外科医ワイルダー・ペンフィールド。一九二八年にカナダのモントリオールにあるマギル大学につとめたあと、開頭手術中に脳の電気刺激を行って脳機能解明を行い、脳機能の地図を描いた。この有名な成果が脳の中の小人ホムンクルスだ。脳機能解明に多大な成果を残したペンフィールドだけど、最終的には、脳の働きで心は解明できないとして、心身二元論を唱えた。もう一人は、オーストラリアの神経生理学者ジョン・カリュー・エックルスで抑制性シナプス後電位の発見により、一九六三年にノーベル生理学・医学賞を受賞した。エックルスも精神が脳をコントロールしているという心身二元論を唱えたことで有名だね。

和田さん：結局、心を身体にもとめる歴史が振出しに戻っちゃったんですね。しかも、こんな最高の医学者たちに言われたら、誰も逆らえないですね。

古賀先生：いや、これは振出しに戻ったっていうよりも、脳機能解明の試みがまだまだ道半ばってことを示しているんじゃないだろうか？　当時の最高の医学者たちをもってしても、たとえ現在であっても、まだ脳の働きが解明しつくされたとは言えない。いまは心を説明できない、でも、いつか、脳の機能で心の仕組みが解明される日が来るかもしれない。じゃあ、ここから先の脳機能解明の歴史はまた日を改めて見ていこう。

2. 脳の機能は局在する？

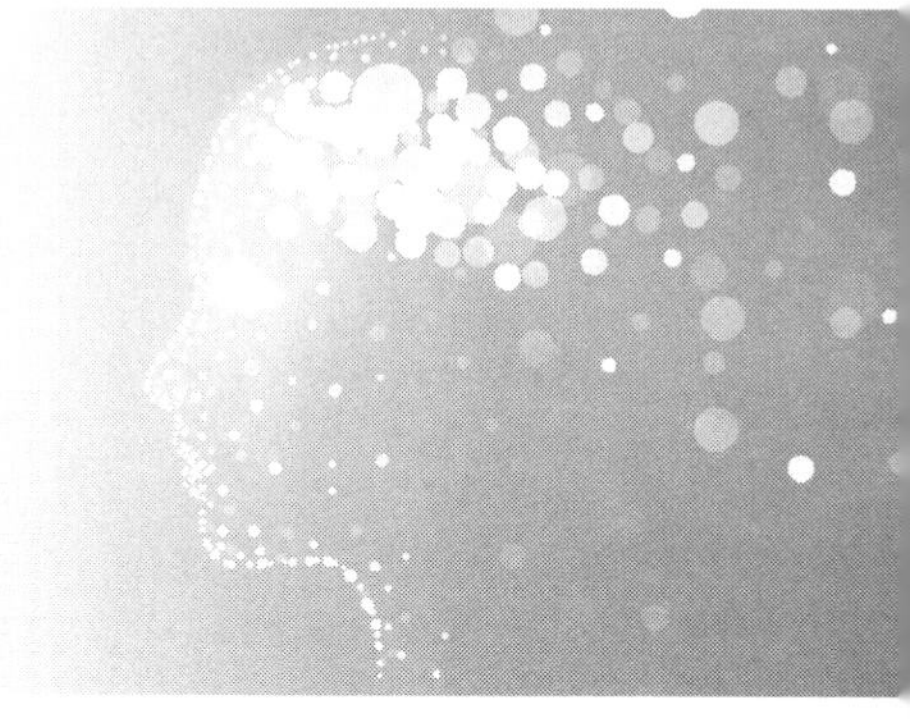

金城君：和田さん。眠そうだねー。当直明け？

和田さん：いえ、ちょっと今期の深夜アニメは出来がよくって…

金城君：好きだねー。いまハマっているジャンルは？　学園もの？　異世界もの？

和田さん：ロボットもの！　動きがかっこいいの！　今年も有明に行くのが楽しみだわー！

金城君：そ、そうかー。毎年有明まで行くレベルかー…

和田さん：でも、最近のロボットアニメはねー。操縦の仕方が昔と違う気がする。神経と脳を直接接続するBrain-machine interface（ＢＭＩ）がいまやアニメの世界でも主流だわ。

古賀先生：脳活動を直接検出して機器を操作したり、逆に脳への直接刺激で感覚を誘発したりする技術をＢＭＩと言って、脳波でロボットや義肢を動かしたり、コンピューター上で文字入力をしたり、カーソルを動かしたりという形で医療にも応用され、臨床試験も開始されている。私がアニメを見ていた時は、レバーを使ってロボットを操縦していた。いまでは、そんなありきたりな方法では視聴者の想像力を満足させられないんだろうね。私たちはＳＦに将来はこんな未来が来るんじゃないかっていう想像力をもとめるからね。「海底二万里」を書いたＳＦの父ジュール・ヴェルヌは「人間が想像できることは、かならず実現できる」と言っている。逆に、簡単に予想できる未来やすでに実現されたことはＳＦとしてはあまり魅力がないんだね。

和田さん：それ分かります。そのレバーで操縦していた時代から、ＢＭＩへの変遷も脳機能解明の進歩を反映しているんですね。

古賀先生：前回、トーマス・ウィリスが、大脳皮質が認知機能をつかさどると主張したところまで行ったね。次の議論は、脳の機能局在についてだ。一七九六年に骨相学という学問が提唱された。創始者は、ドイツの医師、フランツ・ヨーゼフ・ガル。ガルは、いろんな正常人や病気の人、犯罪者、天才などの頭蓋や脳を比較研究した結果、脳は「色、音、言語、名誉、友情、芸術、哲学、盗み、殺人、謙虚、高慢、社交」などといった精神活動に対応した二七個の「器官」の集まりであると考えた。各器官の働きの個人差が人格や道徳感、精神的な気質を決めるとし、これは、頭蓋の大きさや形状に現れるとした。つまり、頭蓋骨の形から個人の性格がわかるという主張をしたわけだ。

金城君：人相占いみたいですね。

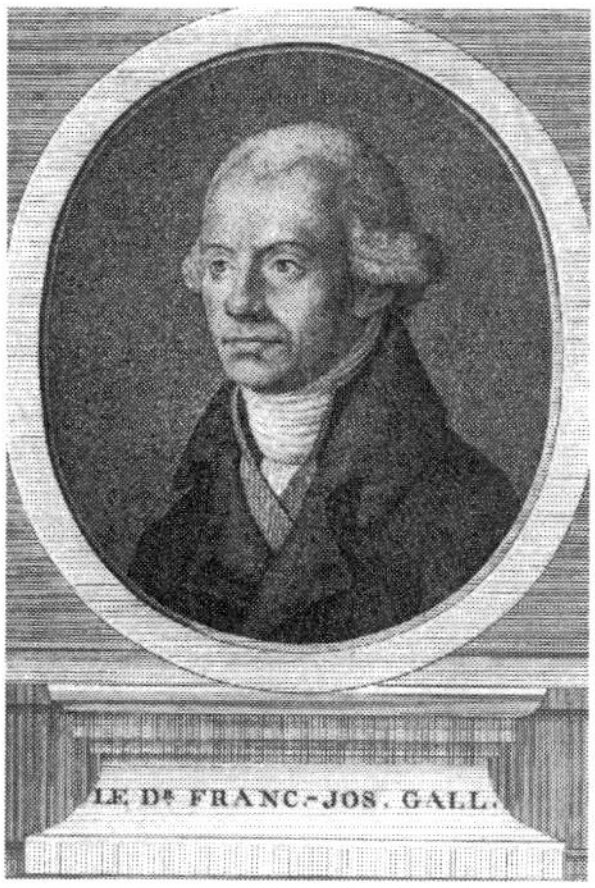

フランツ・ヨーゼフ・ガル

（ドイツ。1758-1828年）

骨相学を創始。脳機能局在論の走りであった。

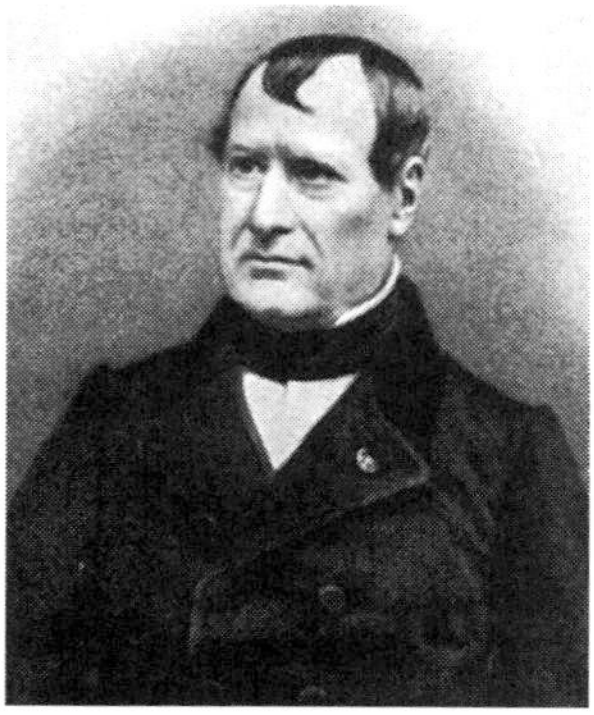

ジャン・ピエール・フルーランス

（フランス。1794-1867年）

麻酔の先駆者。脳機能局在論に対抗し、equipotentialityを提唱。

古賀先生：実際に一九世紀には骨相学は、特にイギリスなどにおいて大流行し、骨相学師なんて職業もできたらしい。骨相学の悲劇はこれが、頭蓋骨の形状にもとづいた人種差別や民族間闘争などに利用されてしまったことだね。おかげで骨相学は悪名高い学問になってしまった。もちろん、骨相学の内容は今日否定されていて、誤りではあったものの、これが脳に機能が局在するという脳機能局在論の走りだったわけだ。

金城君：確かに脳機能局在論というのにはちょっと頼りない内容ですね。

古賀先生：そうだね。ガルの機能局在論に反論したのは、フランスの生理学者、ジャン・ピエール・フルーランスで、麻酔の先駆者としても有名だ。フルーランスは、脊椎動物の末梢神経、延髄、中脳蓋、小脳、大脳皮質などを局所的に破壊することで症状を検証した。その結果、延髄に呼吸中枢があること、小脳には運動協調機能があることなど重要な知見が得られたが、精神活動や知性などの高次認知機能の特定の座というものは見つからなかったので、その機能は脳全体に広く分布するという「equipotentiality」という概念を提示してガルの局在論に反論した。これは等能性とか等機能性とか訳すべきなんだろうが、局在論に対抗する考えだね。

和田さん：方法としては正しいように思うんですが、ここで脳の機能局在は示せなかったんですね。

古賀先生：そうなんだ。高次脳機能の座というのは、前回も話したように、ペンフィールドでさえも、みつけられなかったわけだし、いまもって、見つかったとは言い難い。これを当時、動物実験で同定するのには無理があった。しかし、方法論に説得力があるだけに、フルーランスの equipotentiality は支持を集めた。ここで、患者の剖検脳による解析を行って、フルーランスに反論した人たちがいた。まずは、ガルの元弟子のジャン・バティスト・ブイヨーだ。ブイヨーは脳機能局在説を護持して、言語障害を来たしていた患者の剖検を行い、言語中枢は前頭葉にあることを突き止めたが、側方性や、さらに詳しい局在を示すのにはいたらなかった。ブイヨーの義理の息子のエルネスト・オーベルタンが、ブイヨーの研究をひきついで、前頭葉損傷により言語障害を来たした症例を報告し続けたけれど、最終的に脳機能局在論を確立したのは、オーベルタンとともに脳機能局在の研究をしていたフランスの医師ポール・ブロカだ。一八六一年、ブロカがつとめるビセートル病院にルイ・ビクトル・ルボルニユという患者が訪れる。このルボルニュは、二一年間にわたって言語障害があって「タン」としかしゃべれなかったので「タンさん」と呼ばれていた。ブロカは、ルボルニュの死後に、剖検を行い、左前頭葉の脳損傷を確認した。その部位から、左前頭葉の「外側溝に接する第三脳回」、いまの言葉で言いかえると、「シルビウス裂に接する下前頭回」に言語に重要な領域があると考える。ブロカはその後、さらに複数の剖検を経て、自分の知見を確認した。これすなわち「ブロカ野」の発見だ。

和田さん：なるほど、有名なブロカの発見には言語野の発見に加えて、脳機能局在論を確立させたという意義があったわけですね。

古賀先生：そうだね。ここから、脳のどこにどのような機能が局在するのかという研究が盛んに行われるようになっていった。このブロカの発見から少し後になって、もう一つの言語野が見つかった。これは、ジョセフ・ジュール・デジェリンが

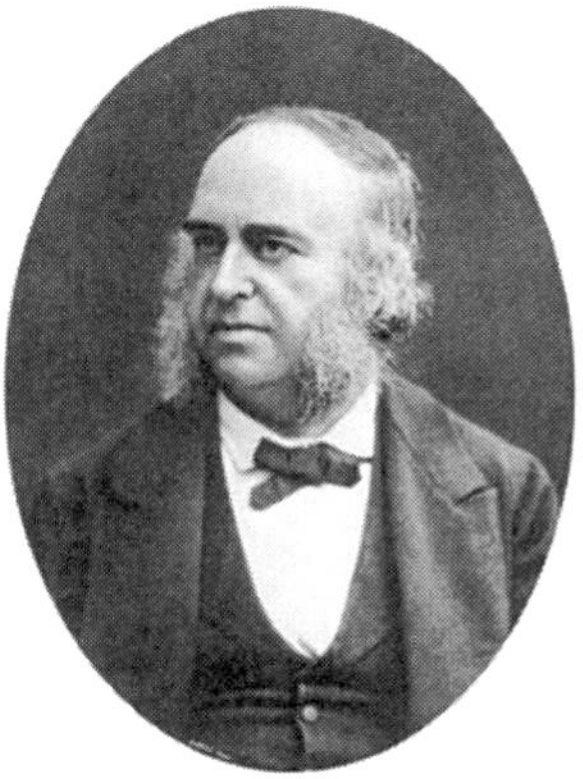

ピエール・ポール・ブロカ

（フランス。1824-1880年）

左前頭葉の言語野「ブロカ野」を発見し、脳機能局在論を確立した。

縁上回、角回損傷で純粋失読が起こることを報告したことから始まった。その後、一八七四年に二六歳だったカール・ウェルニッケは剖検症例をもとに、左側頭葉後部脳回に発話の理解に関わる部位があること発見した。これがウェルニッケ野の発見だけど、さらにウェルニッケの偉いところは、先のブロカの発見から、自分の発見したウェルニッケ野とこのブロカ野がなんらかの連絡をもっているんじゃないかと考えたことだね。ウェルニッケのこの考えは後にアメリカの神経科学者ノーマン・ゲシュヴィンドによって改編され、いまでは誰もが知っているブロカ野とウェルニッケ野を弓状束がつないでいるという有名なウェルニッケ・ゲシュヴィンドモデルができた。ここに脳内ネットワークという考え方ができていったわけだ。これが、脳機能が「局在する」という考え方と「全体に分布する」という考え方をつなぐカギとなる概念だね。

和田さん：記憶や情動など複数の領域が関わっていることが分かってきていますものね。

古賀先生：そうそう、たとえば、ひとくちに運動といったって、その運動の計画を立てたり、調節したり、実行したりと脳はいろんな部位が協調して働いている。この脳の「局在」と「全体」論は、それぞれに完全な正解・不正解とは言えない面を含んでいるんだ。いまでは、いろんな神経画像検査があるから、生きているうちに検査できるけど、そんなものがなかった時代は、剖検が脳の損傷部位を知る唯一の方法だったんだね。あと、一九世紀に組織学が急激に発展していくのに伴い、脳の区分について、まったく別のアプローチをしたのがドイツの精神神経科医コルビニアン・ブロードマンだ。ブロードマンは細胞構築をもとに脳を五二区分に分類し、一九〇九年に「Localisation in the cerebral cortex」という本を発表した。この脳の区分が有名なブロードマンの脳地図だね。ブロードマンは、構造の異なる部位は異なった働きをしていると仮定していたわけだが、現在、ブロードマンの脳地図が

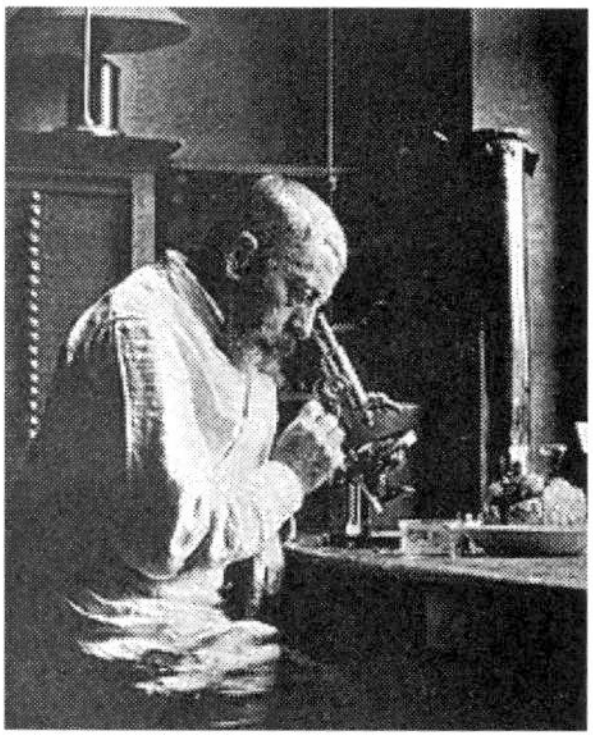

ジョセフ・ジュール・デジェリン

（フランス。1849–1917年）

縁上回、角回損傷で純粋失読が起こることを報告。

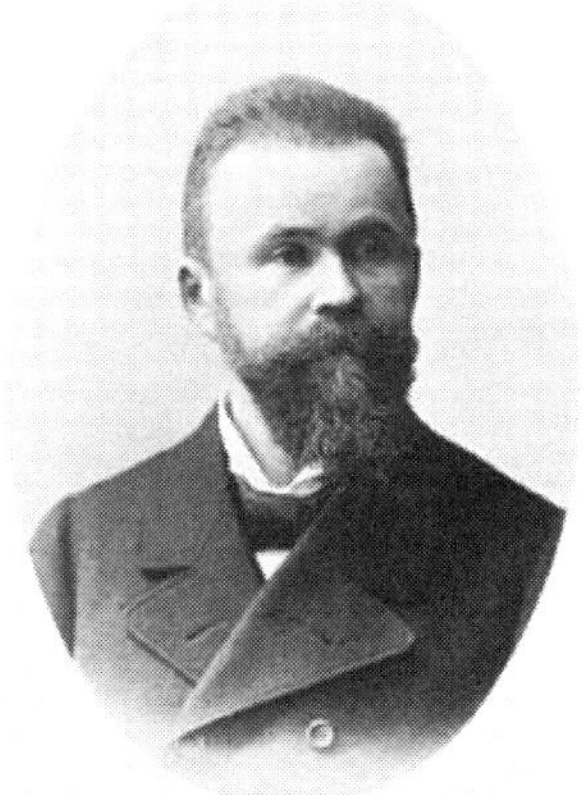

カール・ウェルニッケ

（ドイツ。1848–1905年）

左側頭葉後部脳回に発話の理解に関わる部位「ウェルニッケ野」を発見。

むしろ機能上の分類として使用されていることが、この仮定の正しさを示している。ブロードマンの第四野は一次運動野、一七野が一次視覚野とかね。

和田さん：脳の機能を解明するためにいろんなアプローチの仕方をしてきたんですね。解剖による観察、動物実験による脳の局所破壊、患者脳の剖検さらに組織学的なアプローチ…

古賀先生：さらに、脳機能の解明を急速に進歩させる方法が現れる。それが脳電気刺激だけど、その

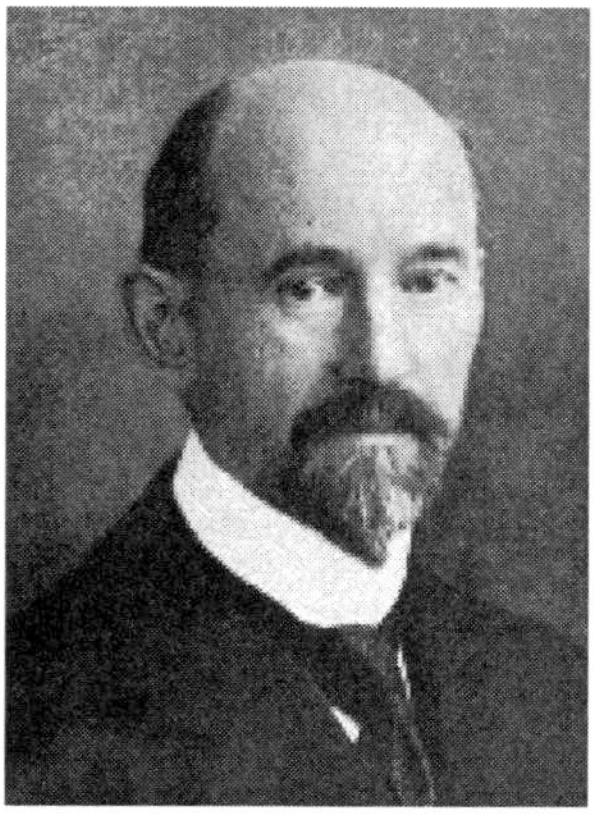

コルビニアン・ブロードマン

（ドイツ。1868-1918年）

細胞構築をもとに脳を五二区分に分類し、ブロードマンの脳地図を作成。

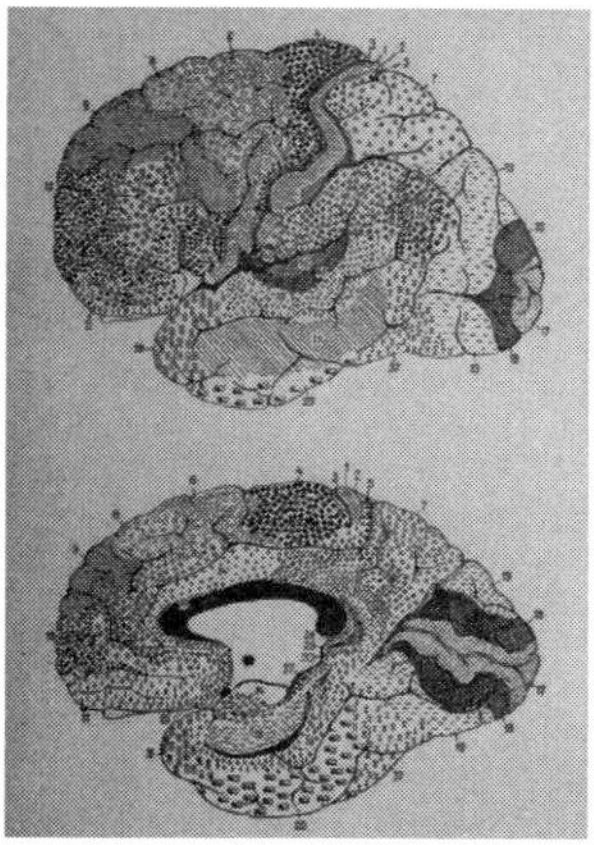

前に、生体電気の発見の歴史を振り返ってみよう。少し、時代が前後するけれど、イタリアの医師ルイージ・ガルヴァーニが二本のメスを使って、カエルの解剖をしていた時に、神経に触れるとカエルの足がけいれんすることに気づいた。ガルヴァーニはこの現象を身体の中に「動物電気」が蓄えられ、これが金属に接することにより流れて筋肉を収縮させたと考えた。この発見から生物を動かすのは電気の力であると考えて、一七九一年にDe viribus electricitatis in motu musculari commentarius（「筋肉運動における電気の力」）を発表した。従来、神経の中を流体が流れて筋肉を膨張させて、筋肉を動かすと考えられていたところ、電気の力で筋肉が動いていることを発見したわけだ。ガルヴァーニはこの「動物電気」は生体内で発生すると考えたが、同時代の物理学者アレッサンドロ・ボルタは二本のメスを使っていたことで二種類の金属の間に電流が発生したと考えた。ここで論争が起こったが、ボルタは銅と亜鉛を組み合わせて「ボルタ電堆」という電池を発明し、自分の正しさを証明したわけだ。

金城君：電池がそんな風に生まれたとは知りませんでした。生体電気に関する論争の賜物だったんですね。

古賀先生：ガルヴァーニの発見は大きな反響を呼んで、いろんな方面に影響を与えたからね。この生体電気の実験は、ガルヴァーニの甥のジョバンニ・アルディーニがひきつぎ、牛や犬などの動物死体に通電実験を行ったわけだけど、さらには人間の死体に対する通電実験も行った。一八〇三年イギリスのロンドンで処刑されたジョージ・フォスターという男性の遺体に対して公開で通電実験を行い、身体が動いたという記録が残っている。このガルヴァーニたちの実験から、イギリスの作家メアリー・シェリーは着想を得て、小説の「フランケンシュタイン」を書いたと言われているね。

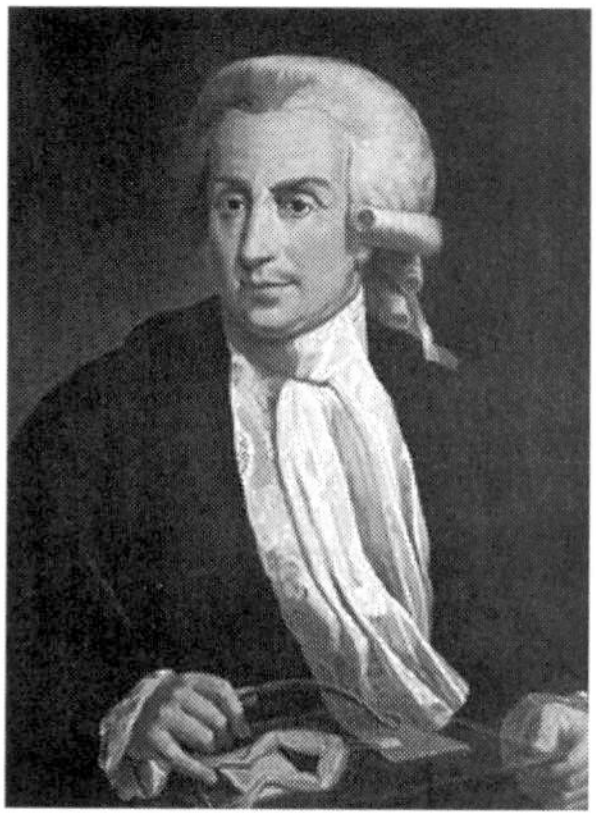

ルイージ・ガルヴァーニ
（イタリア。1737-1798年）
生体電気を発見。生体内で発生する「動物電気」を提唱。

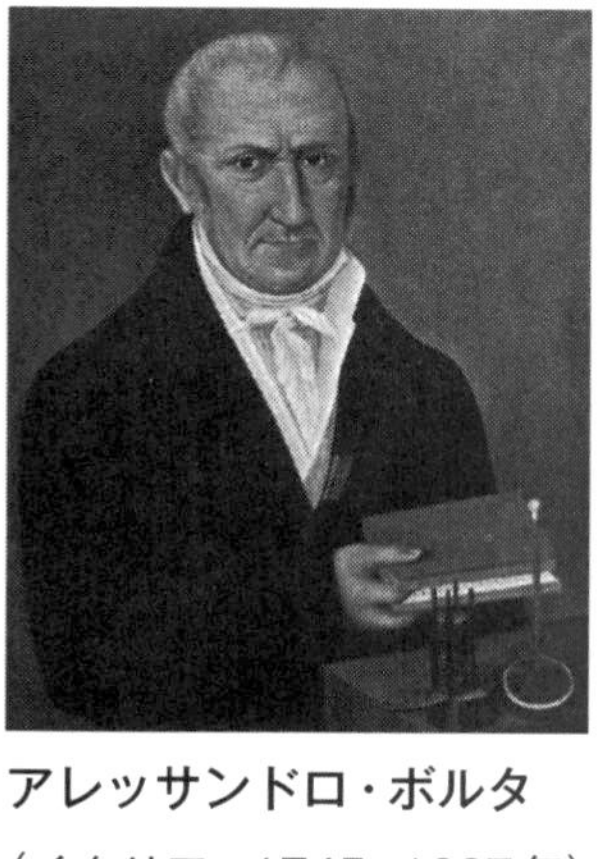

アレッサンドロ・ボルタ
（イタリア。1745-1827年）
ガルヴァーニの「動物電気」に反論し、銅と亜鉛を組み合わせた電池「ボルタ電堆」を発明。

和田さん：あんな歴史に残る名作にも影響を与えていたんですね。当時の世の中にどれだけ反響を呼んだのかが分かりますね。

古賀先生：「フランケンシュタイン」自体が生まれたのは、詩人や小説家などが別荘に集まって、お互いに作った怪綺談からできたわけだけど、最新の流行を取り入れるというSFの原則が見られるね。因みに「吸血鬼」もこの時に作られている。ガルヴァーニの研究が、のちの電気生理学という学問の走りだね。ドイツの生理学者エミール・ハインリヒ・デュ・ボア＝レーモンは、検流計や刺激装置を工

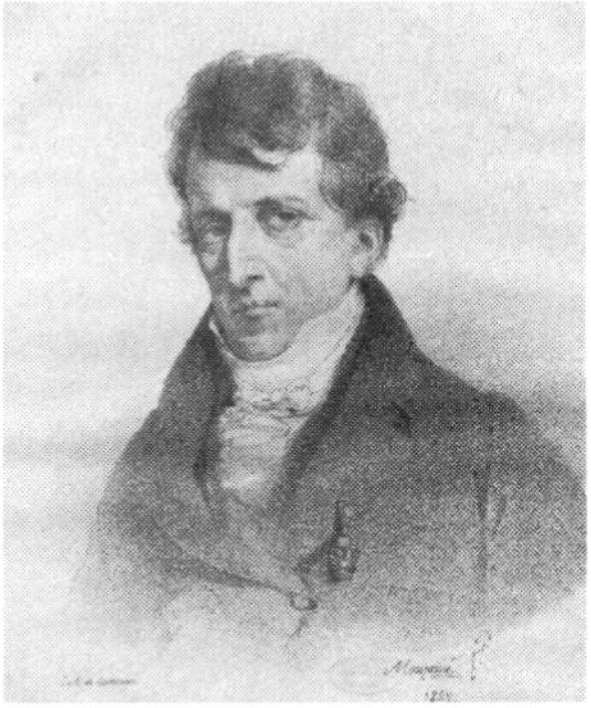

ジョバンニ・アルディーニ

（イタリア。1762-1834年）

ガルヴァーニの甥。処刑死体に対する通電実験を行った。

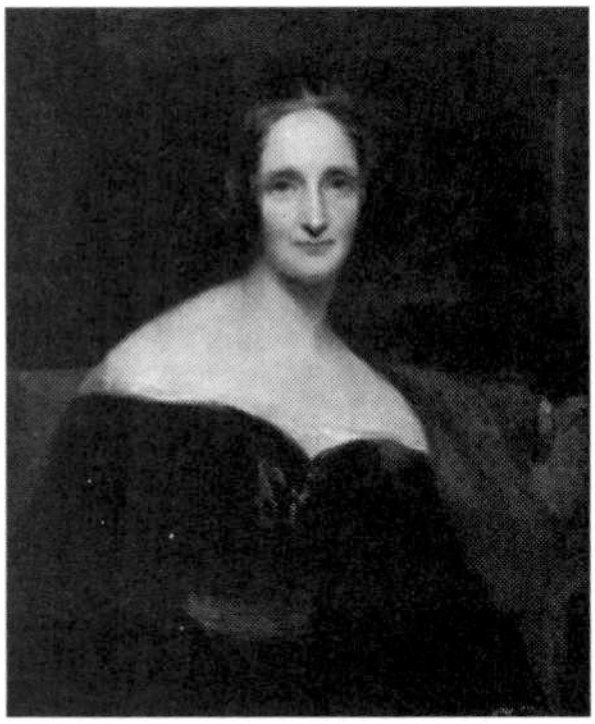

メアリー・シェリー

（イギリス。1797-1851年）

「フランケンシュタイン」の作者。生体電気実験に着想を得たと言われている。フランケンシュタイン自体はディオダティ荘の怪綺談義から生まれた。

夫して、いまでいうところの活動電位を記録して、神経活動が電気的活動であることが確立された。デュ・ボア＝レーモンの生徒だったドイツの医師エドゥアルト・ヒッツィヒは解剖学者のグスタフ・テオドール・フリッチュと共に犬の脳を電気刺激して、電気刺激によって体の異なる部位の運動が誘発される帯状の領野（motor strip）があること発見して、一八七〇年に「On the Electrical Excitability of the Cerebrum」を発表する。このヒッツィヒとフリッチュの研究が最初の電気刺激を用いた脳の機能局在研究と考えられている。この二人の研究は、スコットランドの神経生理学者デイビッド・フェリエによって発展し、犬だけでなく、サルなどの動物においても皮質運動野の局在研究が行われた。因みにフェリエは動物実験が虐待に当たるとして、動物愛護法で訴追された最初の科学者としても知られている。君たちも動物実験をする際には、くれぐれも倫理的な配慮を忘れないようにね。

和田さん：動物実験に関する指針については講習がありました。動物実験が脳科学の発展に果

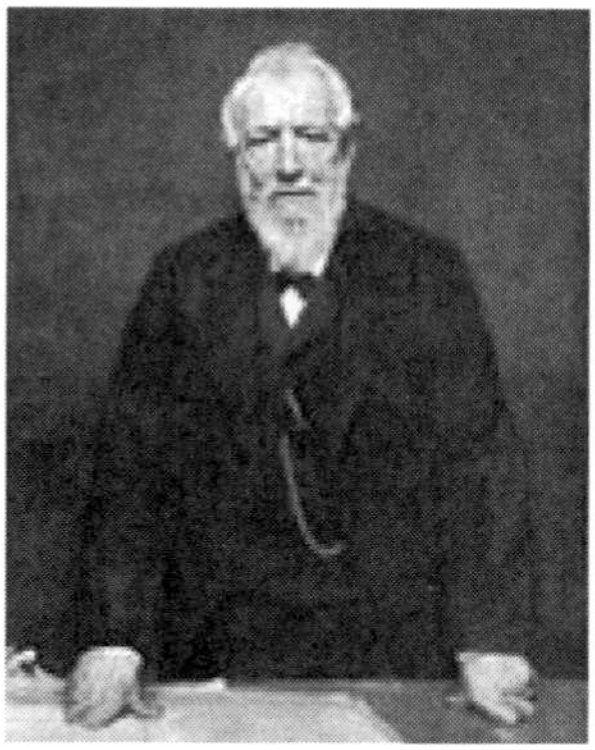

エミール・デュ・ボア＝レーモン

（ドイツ。1818-1896年）

活動電位を記録し、神経活動が電気的活動であることを確立。電気生理学の基礎を築く。

たしてきた役割は大きいけれど、だからこそ配慮が必要ですね。そういった制度ができていったのも、この時期からなんですね。

古賀先生：そうそう、こういう問題は決して、過去のことではない。過去の反省が現在に結びついていることをゆめゆめ忘れてはいけない。フェリエの後は、サルの脳を使った脳機能局在研究が、盛んになっていったのだけれども、運動野の局在について、大御所二名の間で論争が起きた。まずは、英国の脳外科のパイオニア、ビクター・ホースリーで、運動野はローランド溝の前後両方にあると主張した。これに対して、ローランド溝の前に運動機能、ローランド溝の後ろに感覚機能があると主張したのが、英国の生理学者チャールズ・シェリントンだ。神経機

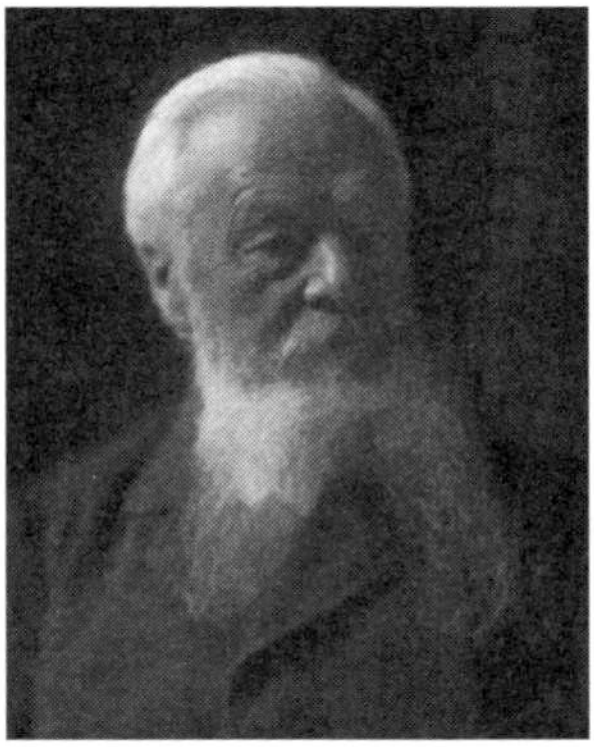

グスタフ・テオドール・フリッチュ
（ドイツ。1838-1927年）

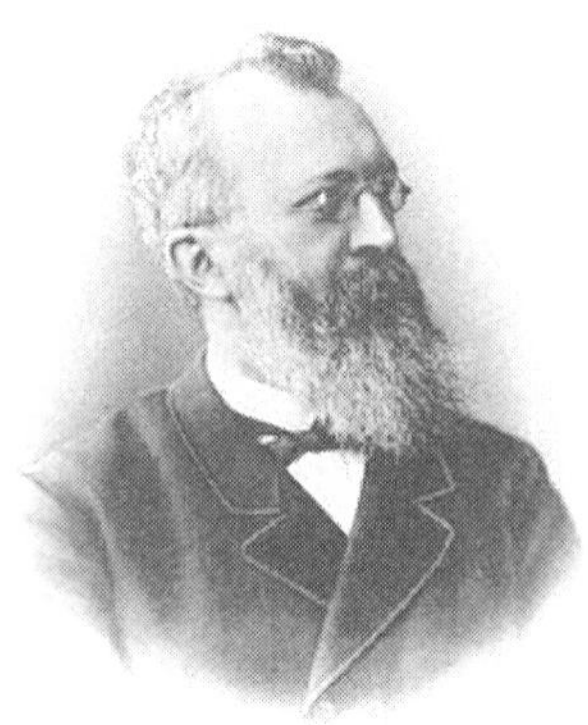

エドゥアルト・ヒッツィヒ
（ドイツ。1838-1907年）

電気刺激を用いて犬の脳の「motor strip」を発見

能の研究で、同じく英国の生理学者エドガー・エイドリアンとともにノーベル生理学・医学賞を受賞したことで有名だね。神経細胞の接合部シナプスの命名者でもある。

和田さん：ビクター・ホースリーと言ったら、初めて、脊髄の腫瘍を摘出したり、下垂体腫瘍を手術したりした、あのホースリー卿ですか？

古賀先生：そうそう。多くの脳外科手術を開発したんだけど、その中の一つに、てんかん焦点診断のために、手術中に患者の脳を電気刺激したことがある。これは一八八四年ころの話だから初めての手術中の脳電気刺激と言えるね。

金城君：シェリントン卿というと、関節の筋が収縮すると、その逆側の筋が弛緩するという「シェリ

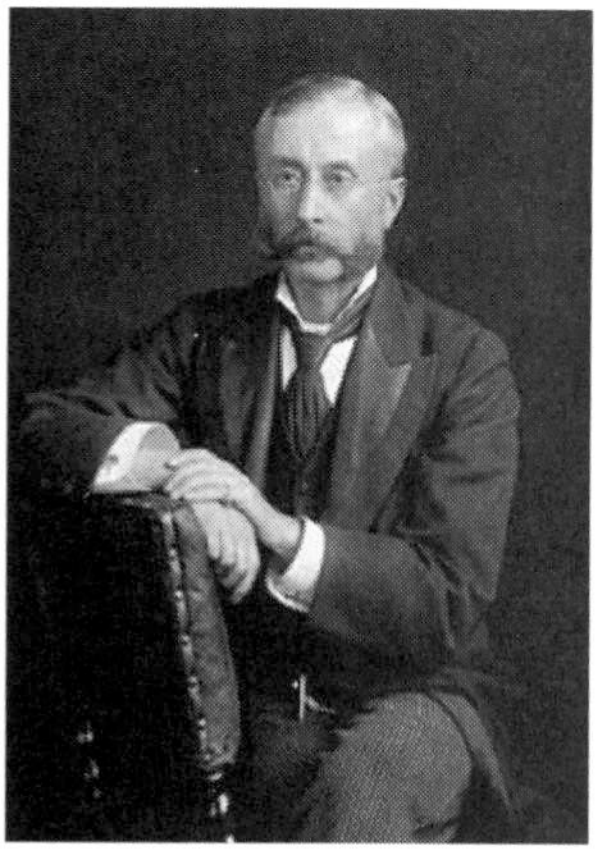

デイビッド・フェリエ

（スコットランド。1843-1928年）

犬だけでなくサルなどの動物においても脳の電気刺激実験を行った。動物愛護法で訴追された。

ントンの法則」でも有名ですね。すごい人たちの議論ですね。結論からするとシェリントン卿が正しかったわけですね。

古賀先生：結論はそうだね。でも、実際に脳電気刺激をしていればわかるけど、感覚野でも刺激強度を上げれば、運動症状が出ることもあるんだ。サルの実験で、この辺を見分けるのは難しかったのかもしれない。これら動物実験を経て、いよいよ人の脳機能解明の歴史が始まるわけだ。

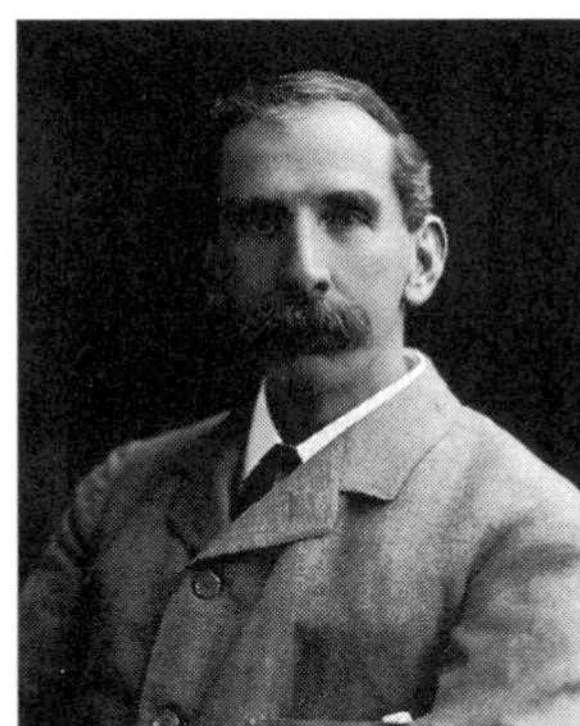

ビクター・ホースリー

（イギリス。1857–1916年）

多くの脳外科手術を開発。術中脳電気刺激を初めて行った。動物実験からローランド溝の前後に運動機能があると主張。

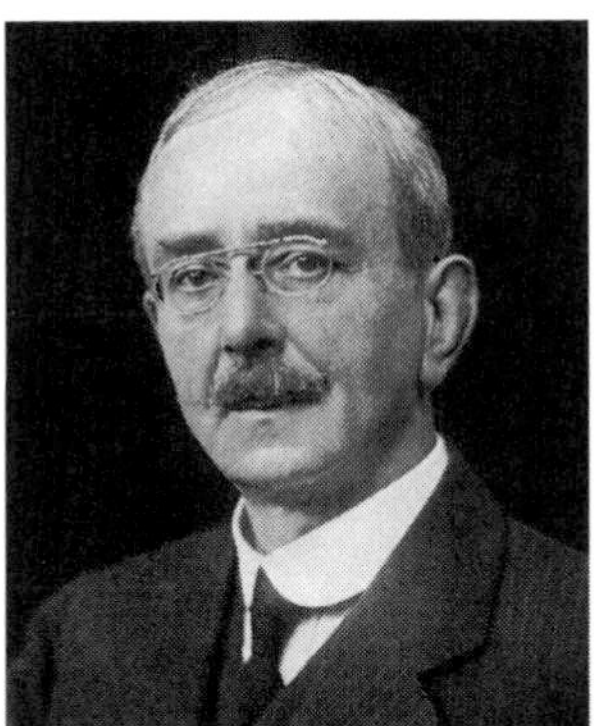

チャールズ・スコット・シェリントン

（イギリス。1857–1952年）

ノーベル賞受賞者（神経細胞の機能研究）。動物実験からローランド溝の前に運動機能、ローランド溝の後ろに感覚機能があると主張。

3．人の脳の機能を探る!!

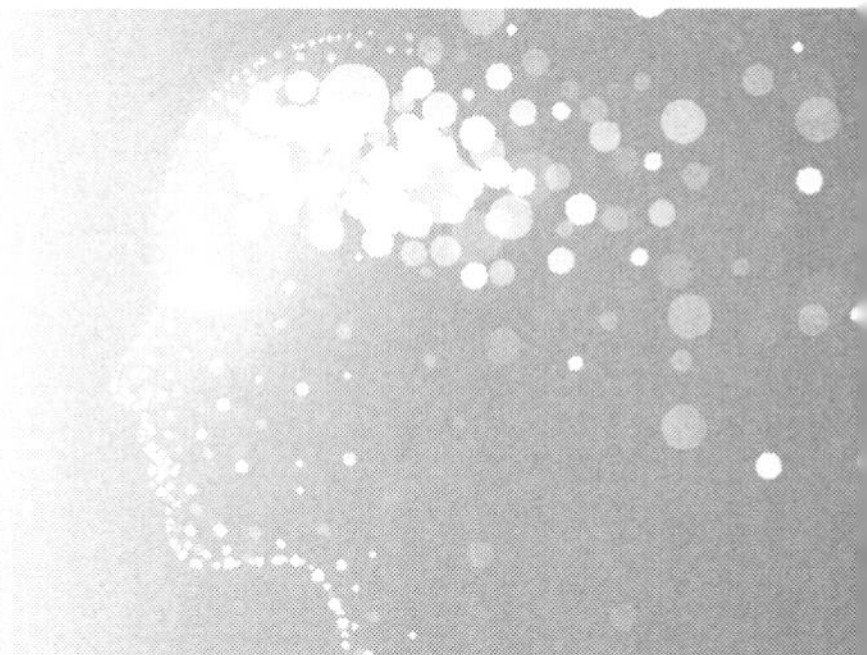

和田さん：おつかれねー。深夜アニメにでもハマってるの？

金城君：いやいやいや、和田さんの基準で考えないで！　来月の国際学会に向けて、準備しているんだよ。英語で発表なんて初めてだから緊張する！

和田さん：おつかれさま。どこであるの？

金城君：アメリカのニューオーリンズ。現地観光を楽しみに頑張るしかない。何か観光スポット知らない？

和田さん：ニューオーリンズと言ったら、「プリンセスと魔法のキス」ね。聖地巡礼してきたら？

金城君：いや、何言ってるのかよく分からない…

古賀先生：ニューオーリンズを舞台にしたディズニーの長編アニメだけど、この機会に見といたらいいんじゃない？　ニューオーリンズはジャズ発祥の地として有名だから、ジャズのライブ演奏聞きに行くのもいいけれど、私的にはグルメ観光をお勧めする。何といってもニューオーリンズは米国では名高い美食の町だ。老舗レストラン「アントワーヌ」のオイスターロックフェラー、「カフェ・ドゥ・モンド」のベニエ、現地のケイジャン料理などなど…

金城君：へーそうなんですね。聞きなれない名前ばかりですね。ケイジャン料理って何ですか？

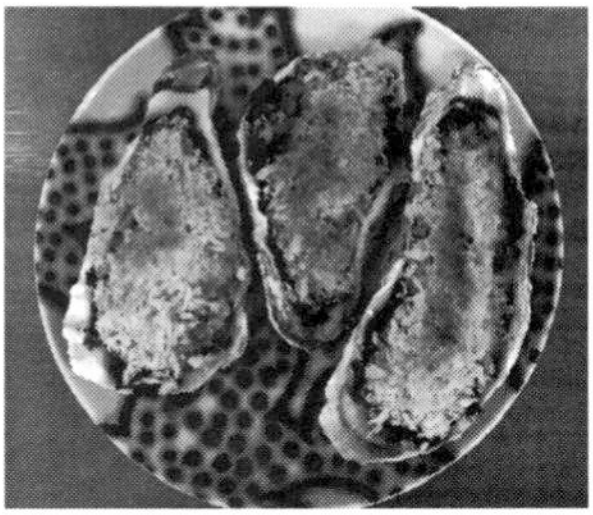

オイスターロックフェラー（著者自作）アントワーヌの本物のレシピは秘伝

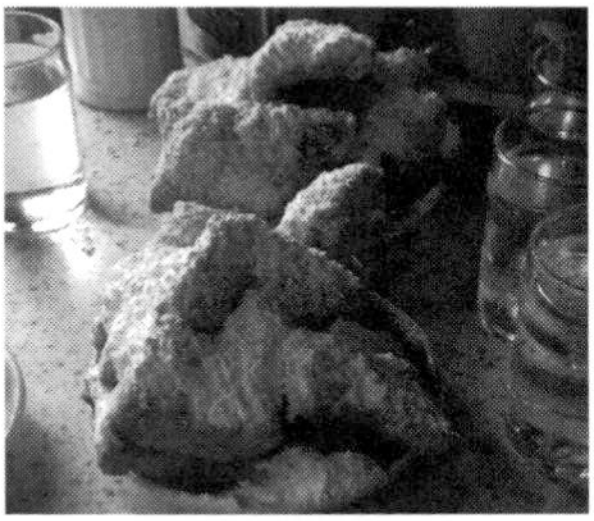

カフェ・ドゥ・モンドのベニエ

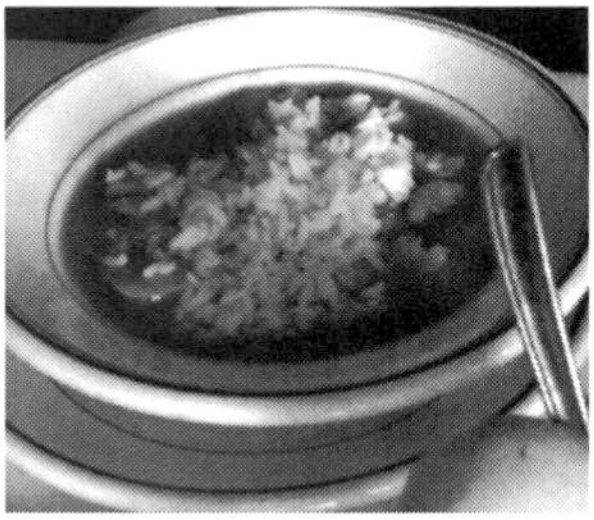

代表的なケイジャン料理ガンボ

古賀先生：ケイジャンというのは北米東部のアカディア地方から移ってきたフランス系移民のことで「アケイディアン」から「ケイジャン」になったと言われている。ケイジャンたちのもともとのフランス料理がアフリカ、スペインなどいろんな国の食文化の影響をうけつつ、地元食材を用いて発達した。オクラのシチュー「ガンボ」やスパイシーな炊き込みご飯「ジャンバラヤ」なんかは日本でも有名だね。

金城君：ありがとうございます。なんだか行くのが楽しみになってきました。もうひと頑張りします。

古賀先生：学会で発表して、議論の場に上げることがいまも昔も変わらない科学の発展の仕方だよ。前回、ホースリー卿とシェリントン卿の論争の話はしたね。あれだけ大御所になってからも、議論を重ねなければ真実にはたどり着けないんだね。特に脳の電気刺激は、動物実験を経てから人へと応用されていったわけだから、なお、厳密さが要求されていた。

和田さん：前回、ビクター・ホースリーが、初めて、手術中に脳の電気刺激をしたとおっしゃってましたね。それが初めてのヒトの脳の電気刺激ですか？

古賀先生：実はその前に、ヒトの脳で電気刺激したのが米国の医師ロバーツ・バルトロフで一八七四年のことだね。メアリー・ラファティという上皮腫のため、頭蓋骨に欠損のあった三〇歳の女性患者で、頭蓋骨の欠損部から電極を挿入して電気刺激を行った。ローランド溝周辺の刺激で運動症状、感覚症状などが惹起されたけれども、ラファティは、この実験でけいれん発作を起こし、三日間昏睡状態になった後、意識を取り戻したが、再度てんかん発作を来たして翌日に亡くなったんだ。

金城君：亡くなったんですか？　それは大問題ですね。

古賀先生：最初のヒトの脳電気刺激は悲劇で始まってしまった。現在においても、脳電気刺激をしていて、けいれん発作を起こしてしまうことは珍しいこ

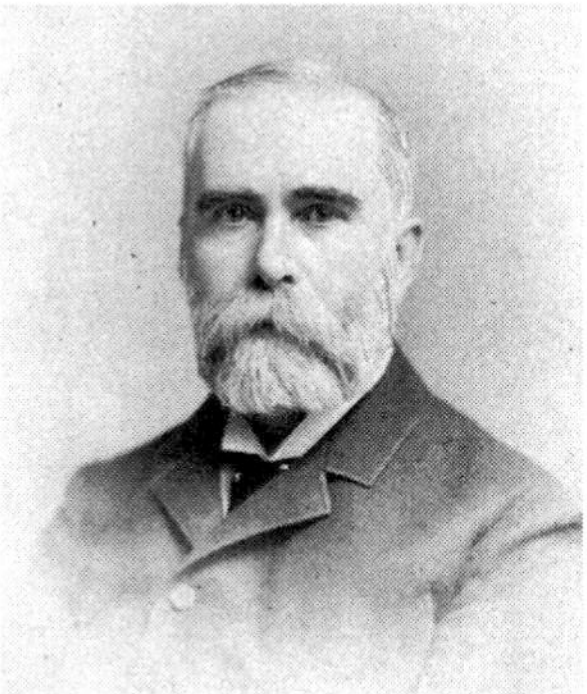

ロバーツ・バルトロフ

（アメリカ。1831-1904年）

1874年人の脳で初めて電気刺激を行った。患者は、けいれん発作を起こし、4日後に亡くなった。

とではない。十分、安全性には細心の注意を払う必要があるんだよ。

和田さん：そうですね。いまでも、手術中に覚醒下で脳の刺激をする時は、けいれんを起こしたら、すぐに脳を冷やして、けいれんを止めますし、頭の中に頭蓋内電極を留置して、病室で脳刺激する時は、かならず、皮質脳波を見ながら、けいれん波が出ていないかをチェックしながら行っています。

古賀先生：脳の電気刺激は、いまでは、脳外科手術で後遺症を出さないために、広く行われている検査だけれども、過去の反省を踏まえながら技術が確立してきたんだね。そのあとは、この前話したように、一八八四年ころにビクター・ホースリーがてんかん焦点診断のために、初めての術中の脳電気刺激を行ったわけだけど、これ以降は、開頭手術中に、脳電気刺激を行い、脳機能局在を調べるようになってきた。まず、先駆者の一人が、ハーベイ・ウィリアムス・クッシングだ。和田さんは当然知っているね。

和田さん：もちろんです。脳神経外科のパイオニアの一人ですね。副腎皮質刺激ホルモン産生の下垂体腺腫で副腎からのコルチゾール分泌過剰をきたす「クッシング病」でも有名です。

古賀先生：クッシングは、シェリントンに脳刺激の方法を学んで、それを術中の脳刺激に応用したんだ。一九〇二年から一九一二年にかけて、ジョンズ・ホプキンス大学につとめていた間に、術中の電気刺激を行って、運動感覚野の分布を調べた。クッシングはその後、ハーバード大学やエール大学でつとめたんだけれど、一九三九年に亡くなり、生まれ故郷のオハイオ州クリーブランドで眠っている。

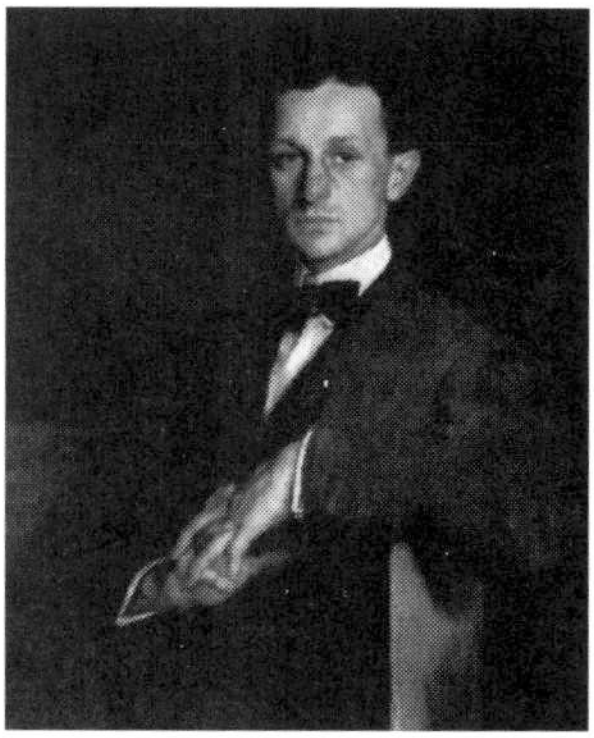

ハーベイ・ウィリアムス・クッシング

（アメリカ。1869–1939年）

脳神経外科のパイオニア。術中電気刺激を行い、運動感覚野の分布を調べた。現在は、クリーブランドのレイクビュー墓地で眠っている。

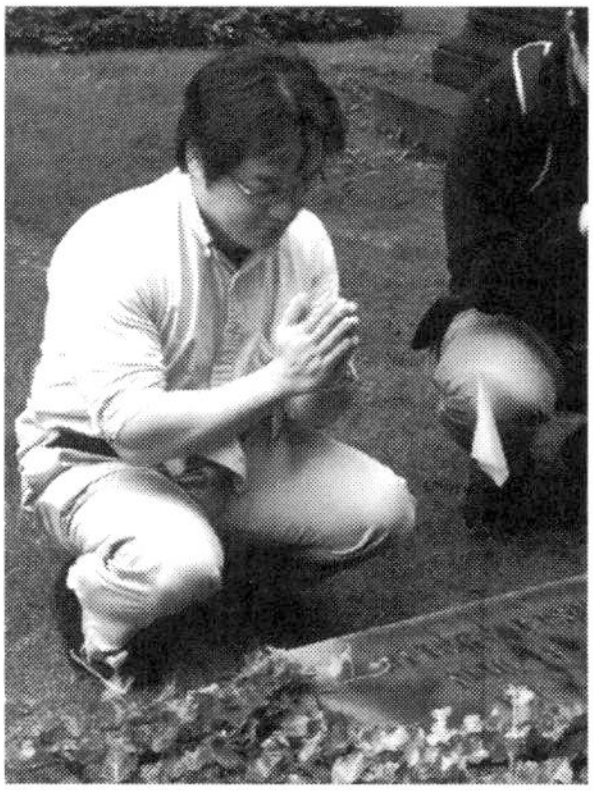

レイクビュー墓地でお墓参りする著者

和田さん：偉大な先輩のお墓参りに行ってみたいです。

古賀先生：クリーブランドは、日本から遠いし、レイクビュー墓地はかなり広いから、その中からお墓を探すのはなかなか大変だけど、機会があったら、是非行ってみたらいいね。さらに、術中の電気刺激で脳機能の局在推定、すなわち脳機能マッピングを行ったのは、ドイツの脳外科医フェドア・クラウゼとオトフリート・フェルスターだ。この二人は、ドイツの脳神経外科のパイオニアとして有名だけれども、脳外科手術中に電気刺激を用いた脳機能マッピングを行ったことでも有名だ。このフェルスターに脳電気刺激の手法を学んで、仕事をひきついだのが、カナダの脳外科医ワイルダー・ペンフィールドだ。一九二八年にカナダのモントリオールにあるマギル大学につとめたあと、一六二例のてんかん外科手術中に脳皮質刺激による機能マッピングを施行して、運動、感覚、言語、聴覚、視覚、記憶機能などの脳機能の地図を描いた。この成果が脳の中の小人「ホムンクルス」や刺激で過去の経験をフラッシュバックする側頭葉外側領域「interpretive cortex」の発見だ。ペンフィールドは、他にも初の頭蓋内脳波（硬膜外脳波）を記録したり、覚醒下手術の手技を確立させたりと、脳機能解明に多大な成果を残した。「The problem of neurology is to understand man himself」という有名な彼の言葉は知っているかな？

和田さん：「神経学の課題は人間を理解すること」ということでしょうか？　含蓄に富んだ言葉です。

古賀先生：ペンフィールドにとって大きな課題は、人間の心の解明だったのだけれども、最終的には、脳の働きで心は解明できないとして、心身二元論を唱えたのは、前にも言ったね。

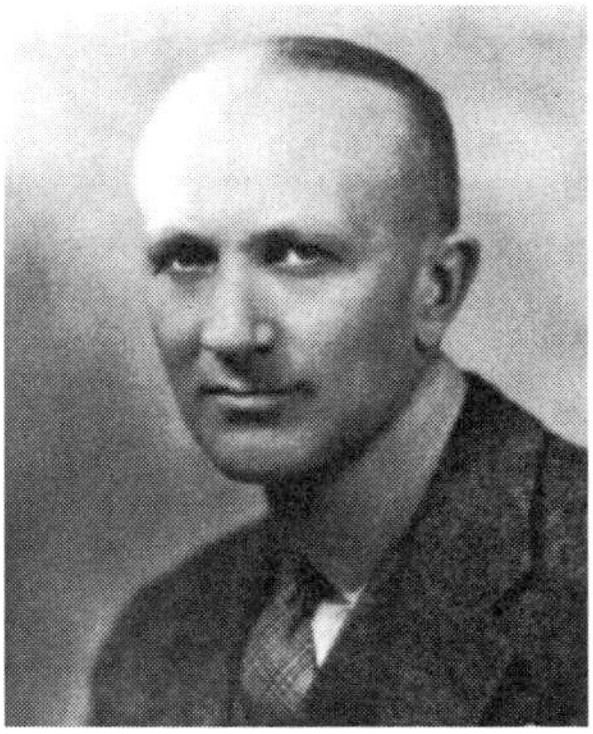

ワイルダー・ペンフィールド

（カナダ。1891-1976年）

脳機能局在の地図を作成した。後に実体二元論を唱える。

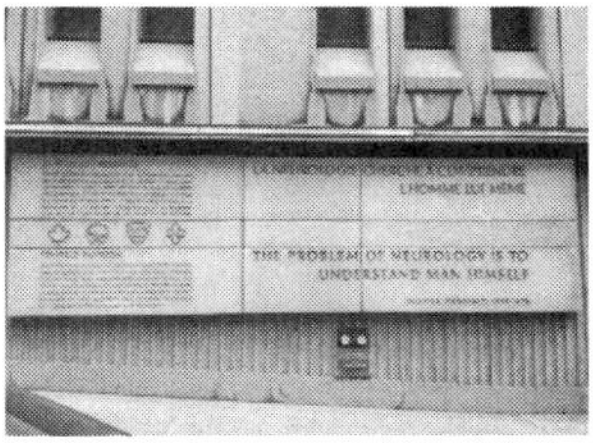

"The problem of neurology is to understand man himself."
モントリオール神経科学研究所に掲げられているペンフィールドの言葉

金城君：そうでした。心の座は、古代ギリシャ時代から続く課題ですね。

古賀先生：ペンフィールドが一九三四年に設立したモントリオール神経科学研究所はいまだに脳科学研究のメッカの一つだね。ペンフィールドから現在にいたるまで、覚醒下脳外科手術での術中電気刺激やてんかんの焦点や機能野同定のために留置した頭蓋内電極を用いた電気刺激により脳機能の解明は現在進行形で続いている。

金城君：現在では、手術をしない非侵襲的な検査も盛んに行われていますね。

古賀先生：いまでは、むしろそちらの方が脳機能解析の主流だね。特に神経画像検査は欠かせない。エックス線を発見したのが誰かは知っているかな？

金城君：ドイツのヴィルヘルム・レントゲンです。

古賀先生：よく知っているね。レントゲンは一八九五年にエックス線を発見し、一九〇一年に第一回のノーベル物理学賞を受賞した。これが医学に多大な貢献をしているのは、みんな知っての通りだ。

金城君：エックス線では脳は直接見えませんよね。脳が見えるようになるのはＣＴが登場してからですか？

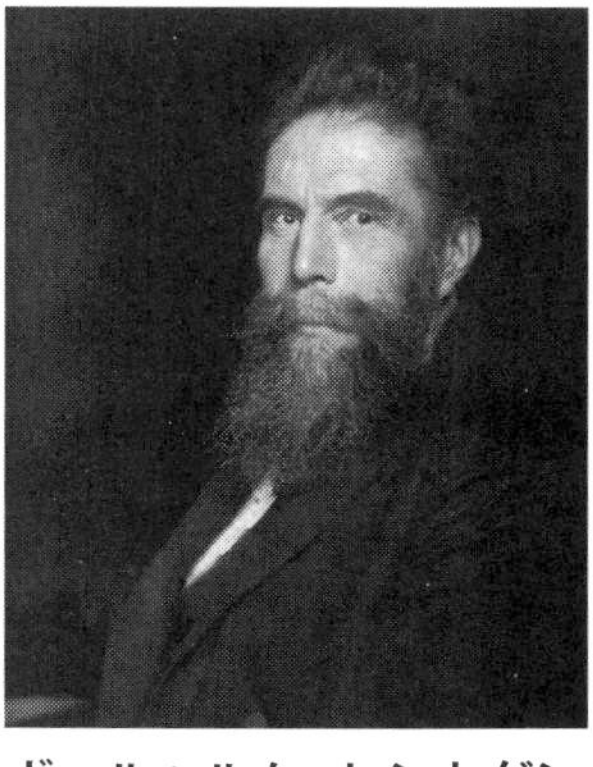

ヴィルヘルム・レントゲン
（ドイツ。1845-1923年）
X線の発見で、第1回ノーベル物理学賞を受賞。

古賀先生：エックス線を使って、脳の状態を間接的に知る方法が二つあったんだね。一つが気脳撮影法、もう一つが脳血管撮影だ。気脳撮影法を考案したのは、クッシングの弟子だったアメリカの脳外科医ウォルター・ダンディだ。ビクター・ホースリー、ハーベイ・クッシングとともに脳神経外科学の父とされている。ダンディは、一九一八年穿頭術を行って脳室を直接穿刺して空気を注入して撮影を行う気脳室撮影法を発表した。さらに翌一九一九年には腰椎穿刺して空気を注入して、頭蓋内のクモ膜下腔や脳槽を描出する気脳撮影法を発表した。この脳室や脳槽の偏移などを見ることで脳の圧迫所見などを知ることができ、頭部ＣＴが登場するまでは重要な診断手法となった。

和田さん：ダンディも有名な脳外科医ですけど、いろんなことをしていたんですね。もう一つが脳血管撮影ですか？　現在でも血管障害や脳腫瘍でも重要な検査ですが、誰が考えたんでしょうか？

古賀先生：脳血管撮影法を開発したのは、ポルトガルの医師エガス・モニスだ。モニスはロボトミーの開発者としてよく知られているのだけれども、脳血管撮影法を開発したという大きな功績もある。一九二七年から頸動脈を直接露出して穿刺し、臭化ストロンチウムやヨウ化ナトリウムを造影剤として用いて、脳血管撮影を行った。当初は九例に行い、一例が血栓性静脈炎で死亡するというかなり実験的な医療行為だったんだけれども、これより脳血管病変や血管の偏移から脳腫瘍の局在を知る重要な検査になっていった。

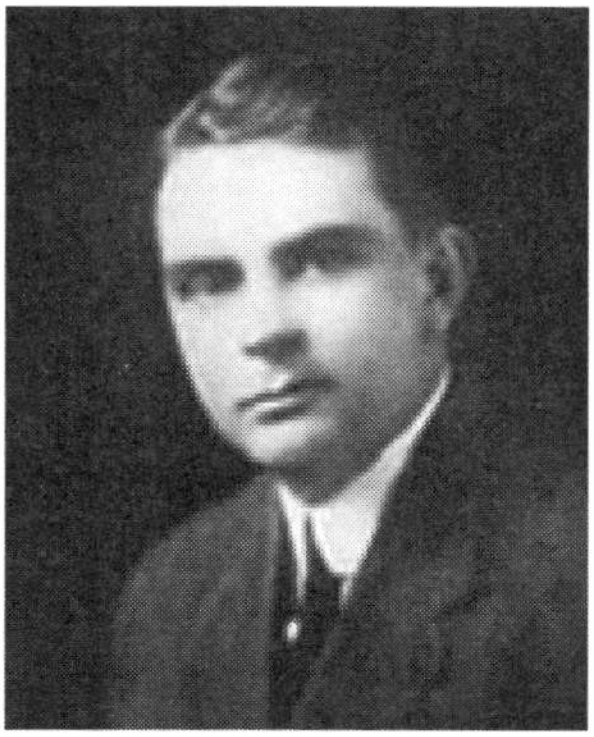

ウォルター・ダンディ

（アメリカ。1886–1946年）

脳神経外科のパイオニアの一人。気脳室撮影、気脳撮影を考案。

和田さん：いまでは普通にされる検査ですけど、これもいろんな犠牲の上に、技術が進歩してきたんですね。

古賀先生：ペンフィールドが描いた教科書「Epilepsy and the Functional Anatomy of the Human Brain」などを見ても、気脳撮影法や気脳室撮影法、脳血管撮影法の項目があるから、当時、重要視されていたことがわかる。ＣＴが開発されたのが、気脳室撮影から五四年後、脳血管撮影から四五年後の一九七二年のことだから、半世紀にわたって重要な神経画像診断の手段だった。ＣＴを開発したのはイギリスの電気工学者ゴッドフリー・ハウンズフィールドだ。当時、レコード会社ＥＭＩ社の技術者だったハウンズフィールドはコンピューターを用いて脳をデジタル処理して、断層撮影する装置を開発し、一九七一年にロンドンのアトキンソン・モーレイ病院で脳腫瘍患者の脳を撮影し、翌一九七二年に発表した。ハウンズフィールドはこの功績により、ＣＴの研究理論を発表したアラン・コーマックとともに一九七九年ノーベル生理学・医学賞を受賞した。

和田さん：いまでもＣＴ値のことをハンスフィールド単位というのは、開発者から来ているんですね。

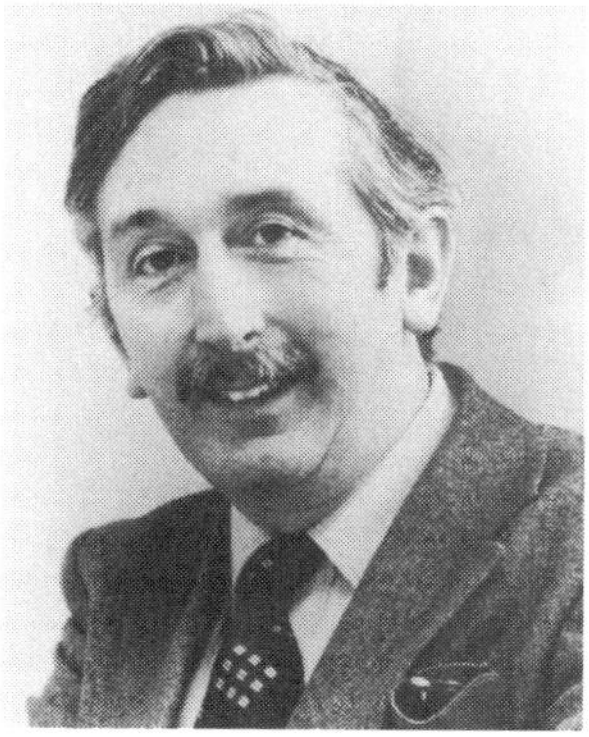

ゴッドフリー・ハウンズフィールド

（イギリス。1919-2004年）

CTの開発により1979年ノーベル生理学・医学賞を受賞。

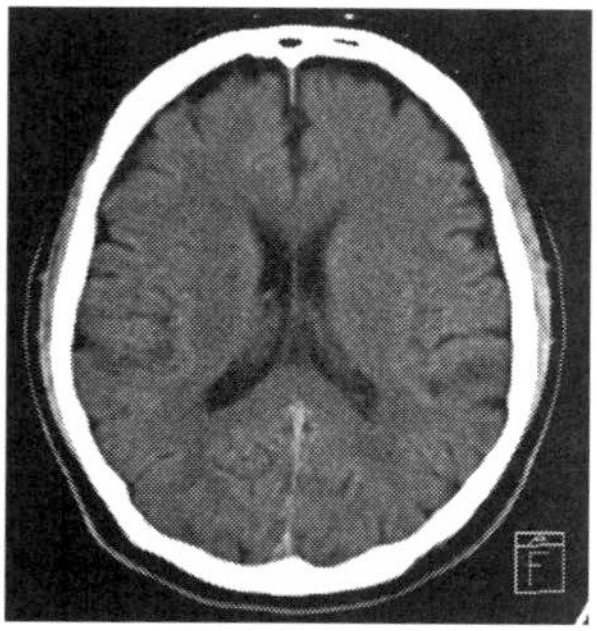

頭部CT

古賀先生：そのとおり。因みにＥＭＩ社は、ビートルズを世に出したことで有名なレコード会社だったのだけれども、二〇一八年にソニーに買収されて、子会社になっている。ともあれ、頭部ＣＴの登場が神経画像診断を革命的に飛躍させたんだ。

金城君：ポール・ブロカたちが患者剖検脳の解析から、機能野を推定していたころからしたら、夢のような進歩ですよね。そのあとは、ＭＲＩに続いていくんですか？

古賀先生：ＭＲＩはいろんな人の発見のもとに作られてきたんだよ。まずは、核磁気共鳴現象という物理現象を発見し、これによりスイスの物理学者フェリックス・ブロッホとアメリカの物理学者エドワード・ミルズ・パーセルが一九五二年にノーベル物理学賞を受賞した。この現象を医療に応用しようと考えたのが、アメリカの医学者レイモンド・ダマディアンで、核磁気共鳴現象を使えば、切除した腫瘍組織と正常組織が区別できるということを一九七一年に報告した。それに触発され、アメリカの化学者ポール・ラウターバーが、傾斜磁場を用いて生体を画像化する方法を考案し、zeugmatographyと名付けて、一九七三年に発表した。それから一九七六年イギリスの物理学者ピーター・マンスフィールドが選択励起法という方法を開発し、より短時間で鮮明な画像が得られるようになったので、これを用いて人の指や腹部などの撮影を行った。ポール・ラウターバーとピーター・マンスフィールドは、核磁気共鳴画像化法に関する発見により二〇〇三年にノーベル生理学・医学賞を受賞した。

金城君：ノーベル賞級の発明が二つもあってようやく開発されたたん

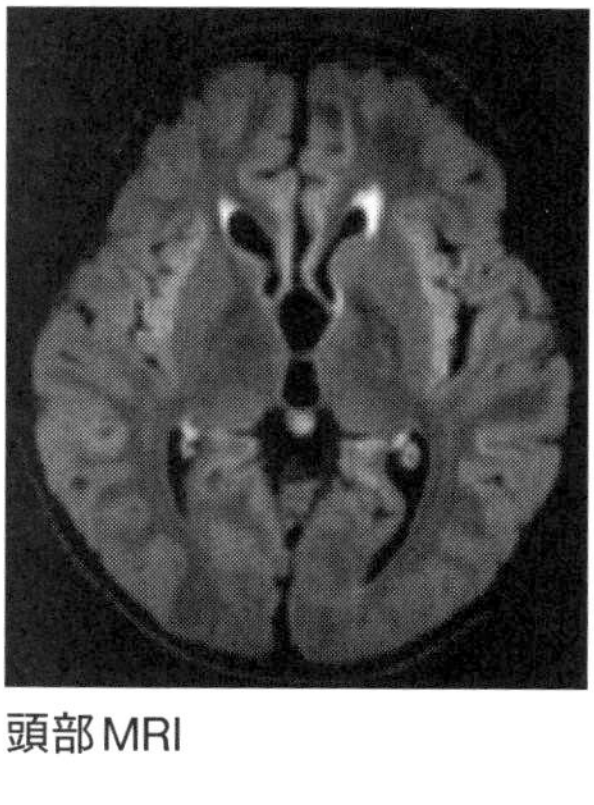

頭部MRI

ですか。たいへんな道のりですね。ダマディアンはノーベル賞受賞を逃してしまったんですね。

古賀先生：ダマディアンは当然納得がいかなくて、かなり揉めたようだね。ダマディアンは、核磁気共鳴現象を医学に応用するという可能性は示したけれども、実際に画像化したのは、ラウターバーとマンスフィールドだからね。現在の科学技術は、複数の発見が組み合わさってできるものだから、その貢献度を測るというのはとても難しい問題だね。

和田さん：ＰＥＴ（陽電子放射断層撮影法）などの代謝画像はどうでしょう？　現在、脳機能評価には欠かせませんが。

古賀先生：ＰＥＴもいろんな発見が積み重なってできているので、開発者を上げるのは難しいものがあるね。アメリカの科学者デビッド・クールが、放電管を利用して、体内の放射能分布を光線の輝度に変換して表示することにより通常のエックス線フィルムに記録できる装置を発明した。これで、デビッド・クールは核医学断層画像の父と言われている。その後、ワシントン大学でマイケル・テルポゴシアン、マイケル・フェルプス、エドワード・ホフマンなどの科学者により、放射性トレーサーを用いたＰＥＴの手法が確立した。これにより、神経活動に伴う局所代謝量や血流量の変化を見ることができるようになった。つまり、特定の行為をしている時に脳のどこが働いているのかを脳の外側から知ることができるようになったわけだ。

金城君：機能画像検査と言えば機能的ＭＲＩも欠かせませんね。これも局所的な脳の働きを見る方法として有用ですよね。

古賀先生：機能的ＭＲＩは、酸化ヘモグロビンと脱酸化ヘモグロビンの割合の変化を検出して、局所神経活動の変化を知る方法で、この原理をＢＯＬＤ法というんだけど、これにもとづいて機能的ＭＲＩを開発したのは日本人の物理学者小川

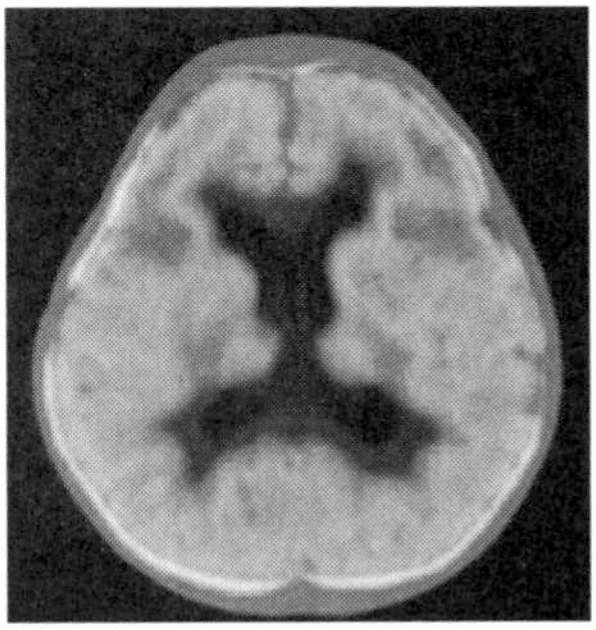

頭部PET

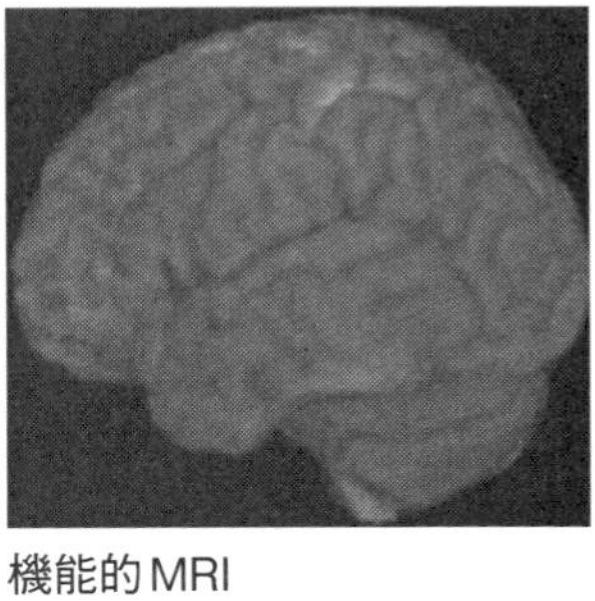

機能的MRI

誠二で、一九九二年のことだよ。これは、臨床の脳機能マッピングはもちろんのこと、高次脳機能の研究などにも広く用いられている。

和田さん：ＰＥＴや機能的ＭＲＩなどの出現は、いままでの脳の形態観察、破壊、組織学的な検査、電気刺激に次いで、新たな脳機能へのアプローチということができますね。

古賀先生：そうだね。これは脳の代謝量や血流量を見ることで働いている脳の部位を知る方法だね。もうひとつ脳の働きを見る方法としては、脳の電気的な活動を見るという方法がある。次はその話をしていこう。

4. 脳の信号を検出する！

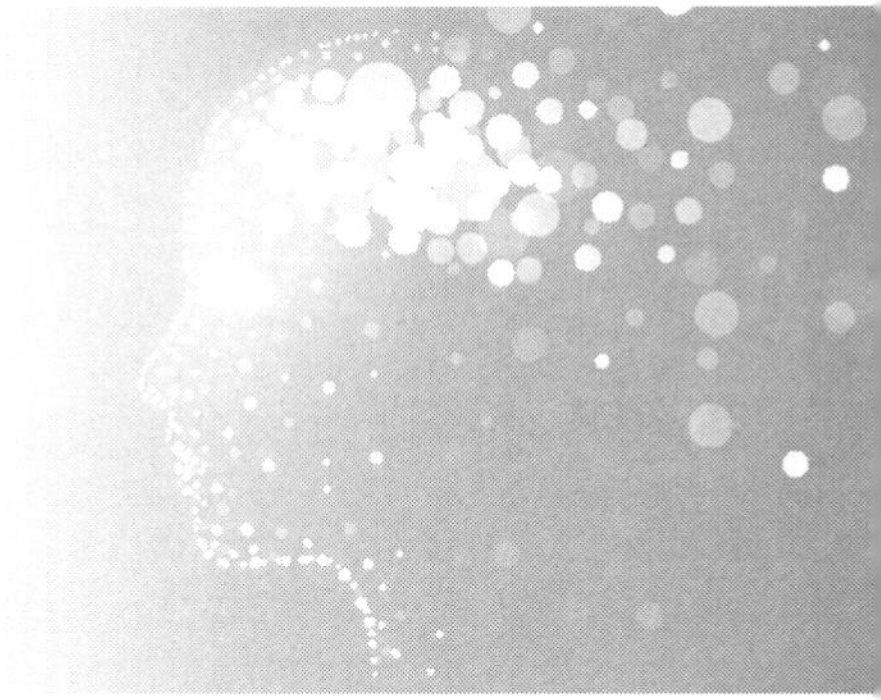

金城君：和田さん、これニューオーリンズのお土産のケイジャンスパイス。

和田さん：ありがとう。なかなか扱いに困るお土産ね。発表はうまくいった？

金城君：ポスター発表だったけれども、古賀先生が助けてくれたおかげでなんとか…

古賀先生：ポスター発表は、研究内容をポスターにまとめて掲示するという発表形式だけれども、疑問点をじっくり話しあったり、研究内容に興味を持ってくれた研究者と知り合いになれたりと、口演発表にはない利点もあるね。因みにケイジャンスパイスは、具材と米とスパイスを炒めて、トマト缶を加えて炊いたら、ジャンバラヤができるし、チキンにもみ込んで

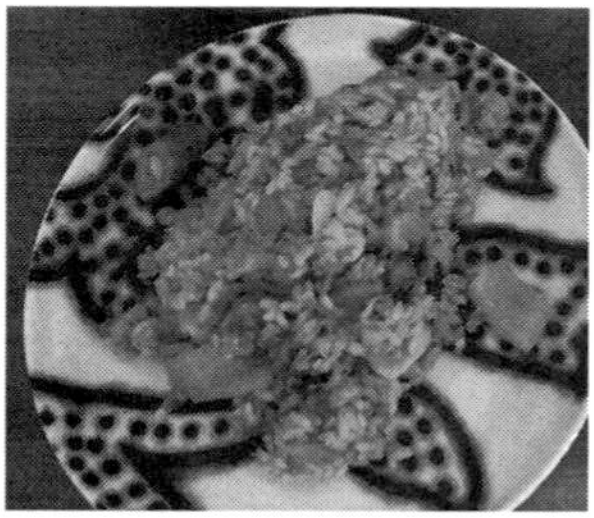

ケイジャンスパイスの活用法その1　ジャンバラヤ代表的ケイジャン料理

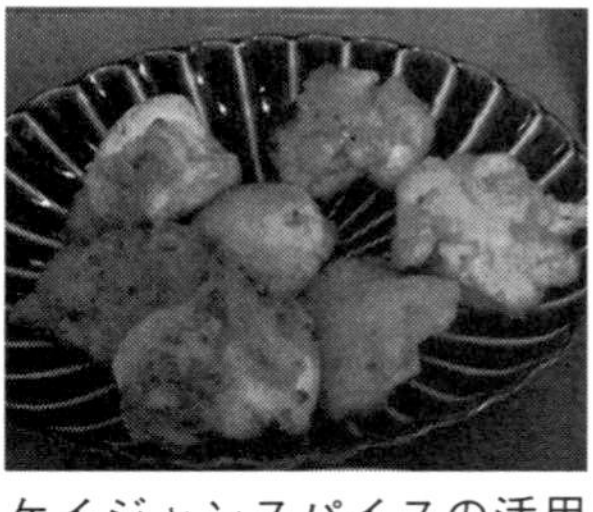

ケイジャンスパイスの活用法その2　ケイジャンチキン

焼いたら、ケイジャンチキンができるし、お手軽にケイジャン料理が楽しめるので何かと重宝するよ。金城君は何か気になる発表はあったかな？

金城君：臨床神経生理の学会だけあって、脳波の発表が多かったですね。発表分野も医学から工学分野まで多岐にわたっていて驚きました。

古賀先生：脳波の歴史は長いけれども、いまだに臨床にも研究にも使用されている重要なツールだからね。

金城君：脳波の歴史ってどれくらいあるんですか？

古賀先生：脳波の研究は、動物での脳波記録から始まったんだ。まずはイギリスの医師リチャード・ケイトンが始まりだ。ケイトンは、はじめは銀行につとめていたのだけれど、もともと古代ギリシャ医学にも興味があったようで、銀行員をやめて医師となって一八七五年に、ウサギ、サルなどの動物の露出した脳表面から検流計ガルバノメーターを用いて直接脳波を記録し、発表した。その後は、一八九〇年にポーランドの生理学者アドルフ・ベックがイヌとウサギの脳から脳波を記録し、視覚・聴覚・触覚刺激などでそれぞれ視覚野・聴覚野・運動感覚野の脳波が変化することを示した。ウクライナの生理学者ウラジミール・プラウディッチ・ネミンスキーは、一九一三年にイヌの脳波でアルファ波とベータ波を記録し、さらに一九二五年には、脳波が硬膜上や頭蓋骨上からも記録できることを示した。

金城君：最初の動物実験からすると脳波には一五〇年くらいの歴史があるんですね。そこからヒトの脳波計測が始まるんですね。

古賀先生：最初にヒトの脳波を記録したのはドイツの精神神経科医ハンス・ベルガーで一九二四年だね。ベルガーがドイツ陸軍に入隊中、大砲の車輪にひかれそうになって九死に一生を得た時に、その生命の危機を遠く離れたところにいた姉が察知した。いわゆる虫の知らせというやつだ。その経験からベルガーは精神活動が物理的なエネルギーを伴ったもので、脳から発信されうると信じたと言われている。脳波の発見は精神エネルギーを証明するための研究の一環だったという説があるんだよ。つまり、テレパシーの研究だね。

金城君：テレパシーの研究ですか！　ずいぶんと夢のある話ですね。

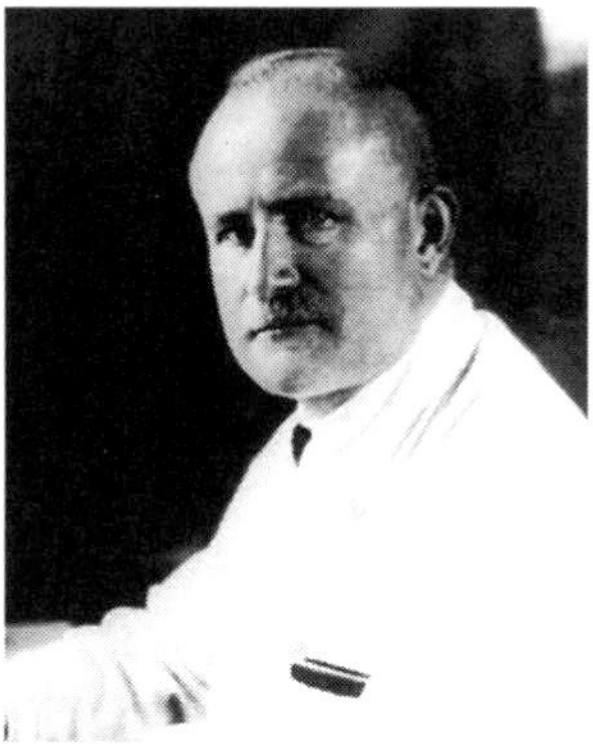

ハンス・ベルガー

（ドイツ。1873–1941年）

テレパシーの研究を行い、1924年ヒトの脳波を最初に記録した。1941年に自殺した。

古賀先生：ベルガーはどうやら、脳血流で供給される脳へのエネルギー量から、脳の温度上昇で産生される熱エネルギーと電気活動により消費される電気的エネルギーを差し引けば、精神エネルギーが計算できると考えたようだね。そのために、まずやったのが、脳血流の計測だ。

和田さん：まだCTさえもない時代ですよね。いったいどうやって脳血流なんて計測したんでしょうか？

古賀先生：その方法を考案したのは、イタリアの生理学者アンジェロ・モッソだ。モッソは脳外科手術などで頭蓋骨に欠損のある患者の欠損部に容器を被せて密閉し、脳血流増大による脳の容量の変化を空気圧の変化として計測する方法を考えた。ベルガーはその方法を用いて、触刺激や精神作業、情動刺激などに対する血流増加を計測している。

金城君：脳のふくらみで脳血流を測ったんですか！　原理的には機能的ＭＲＩみたいなものですね。

古賀先生：脳活動に応じて血流も増加するというカップリング現象は、シェリントンたちによって発見されていたからね。神経活動を血流の増加でみようという原理は機能的ＭＲＩとも共通しているね。しかし、ベルガーの目的は、脳血流によって脳に供給されるエネルギー量を知ることだった。その次にやるべきことは、脳が消費しているエネルギー量を知ることで、そのためにしたのが脳の温度計測だ。脳神経外科の開頭手術中に温度計を差し込み、精神活動などに伴って起こる脳温の変化を計測した。さらには、脳の灰白質が温度上昇するのに必要な熱量までも計算している。ベルガーは、脳の活動にもエネルギー保存の法則が適応されると考えて、残る電気エネルギーの計測に取り組んだ。この試みが脳波の計測だ。

和田さん：すごい執念ですね。この研究の成果が今日も使われている脳波の発見につながったんですね。

古賀先生：ベルガーは一九二四年、脳腫瘍の疑いで手術され、頭蓋骨欠損のある一七歳男性の頭蓋骨欠損部上の皮膚に電極を置き、人間では初めてとなる脳波記録を行った。これを脳波と名付けて一九二九年に発表したんだ。さらには、息子クラウスから、頭皮脳波を記録し、ベルガー波と呼ばれることになるアルファ波や開眼した時にそれが抑制される、いわゆる「アルファ・ブロッキング」という現象を報告した。

金城君：そこから今日までの脳波の歴史が始まったんですね。人間の脳波記録からも百年ほどの歴史があるわけですね。

古賀先生：ところが、そう順調ではない。ベルガーの発見した脳波だけれども、当初は脳の活動とは信じられなかった。ベルガー自身もアーチファクトの可能性を否定するために五年の歳月を費やして、実験を行った。それでも脳波が脳活動とは信じてもらえなかったんだね。

金城君：どうしてそこまでしたのになかなか信じてもらえなかったんでしょうか？

古賀先生：当時の神経生理学からすれば、神経の電気活動とは活動電位のことだった。持続時間が一〜二ミリ秒と鋭い波形を持つ活動電位からすると脳波のような遅い波形が、神経の活動とはなかなか信じられなかったというのがあるだろう。さらに、持続時間がそれだけ短ければ、いくらたくさんの神経細胞が集まってもなかなか加重されない。結局、頭皮上から脳の何を見ているのかよく分からなかったってことだね。

金城君：脳波は脳の何をみているんでしょうか？

古賀先生：その答えが出たのは一九五〇年代以降だね。心身二元論を唱えたオーストラリアの神経生理学者ジョン・カリュー・エックルスを覚えているかな？　エックルスがシナプスで持続時間が八十～一〇〇ミリ秒と長いシナプス後電位が発生し、多くのシナプスで一斉にシナプス後電位が発生すれば、加重して記録されるということを示してからだね。脳波は数万個のシナプス後電位が加重したものを見ていると考えられていて、活動電位はほとんど反映されていないと考えられている。

和田さん：エックルスは、抑制性シナプス後電位の発見でノーベル生理学・医学賞を受賞したり、心身二元論を唱えたりしたのは前お聞きしました。脳波が認められるのはそんなに後になるんですか？

古賀先生：ベルガーが幸運だったのは、その前に強力な支援者が現れたことだ。それが、シェリントンとともに神経細胞の機能に関する研究により一九三二年にノーベル生理学・医学賞を受賞したイギリスの生理学者エドガー・エイドリアンだ。エイドリアンは、共同研究者のブライアン・マシューズとともにベルガーの実験を追試し、一九三四年に同様の結果を報告した。さらにエイドリアンたちは、公開実験を行って、脳波を記録し、これでベルガーの脳波は一躍注目の的となった。

和田さん：なるほど、そこから脳波の臨床応用の道が始まるわけですね。

古賀先生：脳波はその後、アメリカの医師フレデリック・ギブスやウィリアム・レノックス、カナダの医師ハーバート・ジャスパーなどによっててんかんの診療に応用されていった。ジャスパーは、頭部に電極を等分に配置する方法として国際一〇—二〇法を考案した。これはいまでも用いられるよく考えられた電極配置法だよ。

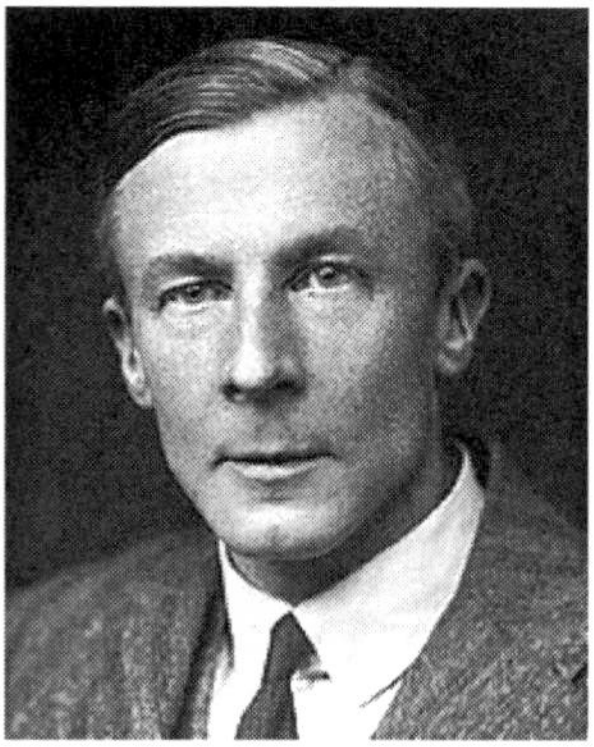

エドガー・エイドリアン

（イギリス。1889-1977年）

神経細胞の機能に関する研究で1932年シェリントンとともにノーベル生理学・医学賞受賞。ベルガーの脳波実験を追試した。

和田さん：もう一つの脳波の活用法としては誘発電位がありますね。それが開発されたのはいつごろなんですか？

古賀先生：誘発電位というのは、一定の刺激によって中枢神経系に誘発される電位反応だね。通常は、とても小さいため、背景脳波に隠れてしまってなかなか検出が難しいのが問題だ。この歴史は、一九四七年にイギリスの生理学者ジョージ・ダンカン・ドーソンがミオクローヌスてんかん患者の末梢神経に電気刺激を加えるという感覚刺激によって高振幅の脳波反応が認められることを発見したことに始まる。ドーソンは刺激時に合わせて複数回の脳波記録を重畳し、同じ潜時で共通して現れる反応を背景活動の中から検出した。刺激に対する脳波応答というのは刺激に対して決まった潜時に同じような波形で現れるのに対して、背景脳波は、刺激とは関係なく、波形は一定しない。ドーソンは最初は、波形を重畳させることで共通する波形を抽出したわけだ

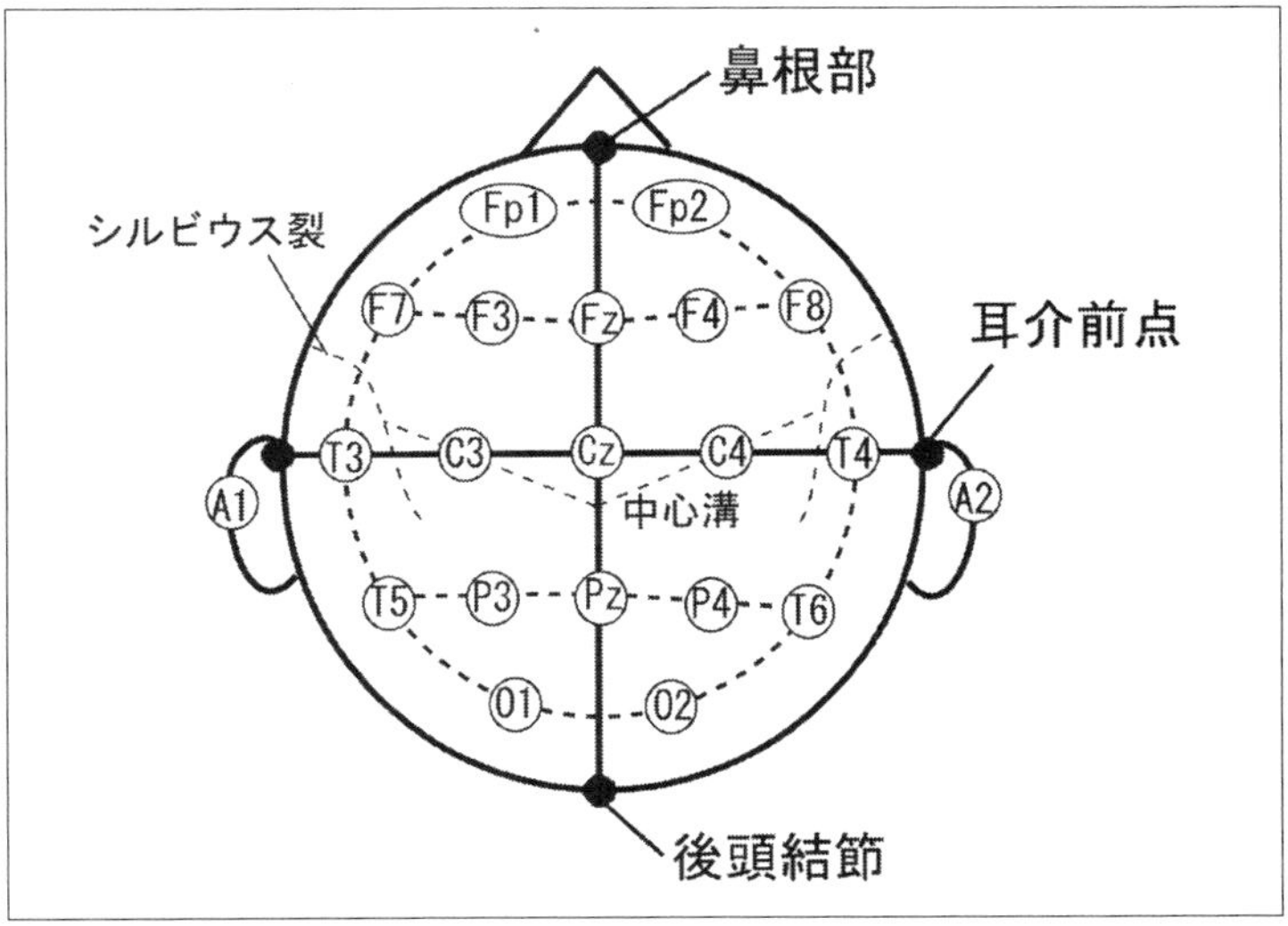

国際10-20法
現在も用いられている脳波の電極配置法。カナダの医師ハーバート・ジャスパーが考案した。

けれども、さらに一九五四年には電算機を用いて、加算平均装置を作成し、体性感覚誘発電位の手法を確立した。刺激時点をそろえて、波形を加算平均していけば、刺激に対して、位相が一定しない背景活動はお互いに打ち消しあって消えていくのだけれど、同じ潜時に同じ極性で出現する誘発電位は残っていく。この加算平均法は、誘発電位を測る際の基礎と言えるね。その後、一九六一年にスウェーデンのレオデガー・シガネクが、閃光刺激を用いて視覚誘発電位を記録した。さらにアメリカのレイナー・シュペルマンは、一九六五年に輝度を変えない格子縞模様の図形反転刺激を使いはじめ、さらに、一九七二年イギリスのアンソニー・マーティン・ハリデーは、球後視神経炎の際などに、視覚誘発電位の潜時が遅れることを報告して、広く臨床に応用されるようになっていった。こうして感覚誘発電位に次いで、視覚誘発電位の手法も確立していったんだね。

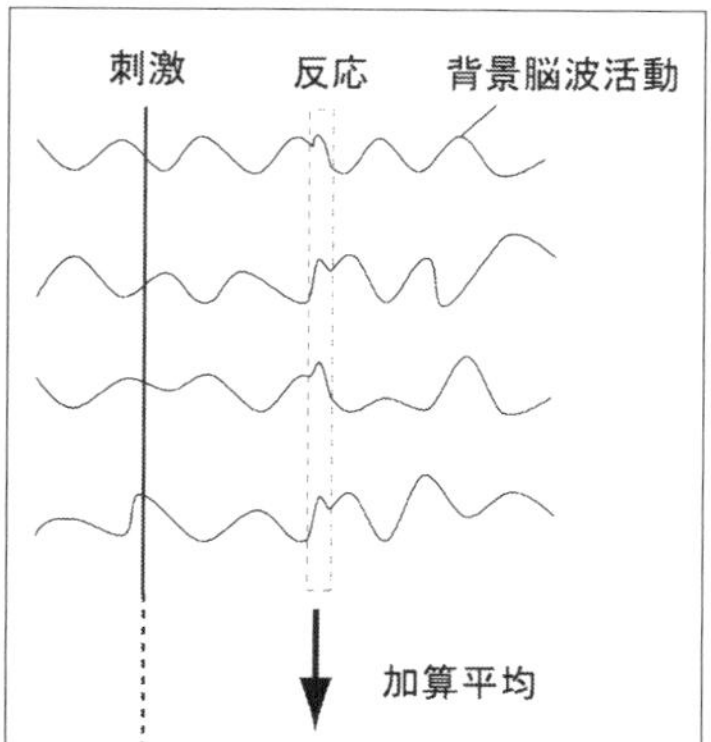

加算平均法の原理
刺激時点をトリガーとして、多数の信号を加算平均することで、位相が一致しない背景脳波やノイズは相殺され、反応だけが残る。

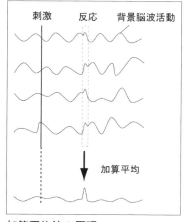

金城君：聴性脳幹反応も重要な誘発電位検査ですね。これはいつごろに記録されたんですか？

古賀先生：聴性脳幹反応は、聴覚刺激に対して、蝸牛から下丘にいたる脳幹の聴覚路から誘発された反応だね。これを最初に記録したのは、一九六七年にイスラエルのハーベイ・ソーマーたちが、頭皮上から蝸牛の誘発電位として記録したのが始まりだ。一九七一年にはアメリカのドン・ジュエットとジョン・ウィリストンによって、聴性脳幹反応が記録され、後期成分は脳幹由来だと正しい解釈がされた。こうして、聴性脳幹反応の記録も確立していったんだね。

和田さん：誘発電位は脳外科手術でも、後遺症を出さないために神経のダメージを測る重要な術中モニタリング手法ですけど、

体性感覚誘発電位 (sensory evoked potentil: SEP)	四肢の末梢神経を電気刺激し、感覚刺激によって感覚野に誘発される電位を対側頭頂部の電極から記録する。
視覚誘発電位 (visual evoked potentil: VEP)	視覚刺激によって視覚野から誘発される電位を後頭部に置いた電極から記録する。
聴性脳幹反応 (auditory brainstem response: ABR)	聴覚刺激に対して、蝸牛から脳幹聴覚路で生じた電位を耳朶に置いた電極から記録する。

代表的な誘発電位記録

これも脳波の活用法の一つと言えるわけですね。

古賀先生：そうだね。誘発電位記録の開発は脳波の臨床応用の幅を格段に広げた。あと、電気生理学的検査の進歩として重要なのが、脳磁図の開発だ。

金城君：脳磁図ってどんな検査ですか？

古賀先生：脳に電流が流れるとアンペールの法則、いわゆる右ねじの法則で磁場が発生するね。この磁場を計測しようというのが脳磁図だ。

金城君：電気活動を直接測るのが脳波ですよね。脳の磁場を測るのは、脳波に比べてどんなメリットがあるんですか？

古賀先生：磁場の波及は電場と比べると、頭蓋骨や頭皮などの影響をうけにくい。脳磁図の大きな利点は、ゆがみのない信号が得られることで、これは脳のどこから電流が発生しているのか電流源推定にとても有利なんだ。頭の外から得られた信号をもとにそれが脳のどこから発生したのか計算するように結果をもとに原因を推定する方法を数学的には逆問題というんだ。第二次世界大戦中のレーダー探査技術などで発達した技術だ。

金城君：軍事技術が医療に転用されているんですね。電流源が推定できれば、機能マッピングやてんかんの焦点同定に役に立ちますね。

古賀先生：そのとおりだけれども、脳磁場の計測というのも大変な道のりだったんだよ。なにせ脳磁場というのはfT（フェムトテスラ）、つまり、十のマイナス十五乗テスラ単位ととても微弱だ。これは地磁気の一億分の一以下！　どれだけ途方もない試みなのかわかるだろう。脳磁場をはじめて計測したのは、カナダの物理学者ディビッド・コーエンで、一九六八年に数百万回巻いた銅製の誘起コイルと磁気シールド室を用いて脳磁場を測定した。しかし、まだまだ感度が低いし、ノイズが多く、実用化できるものではなかったんだね。

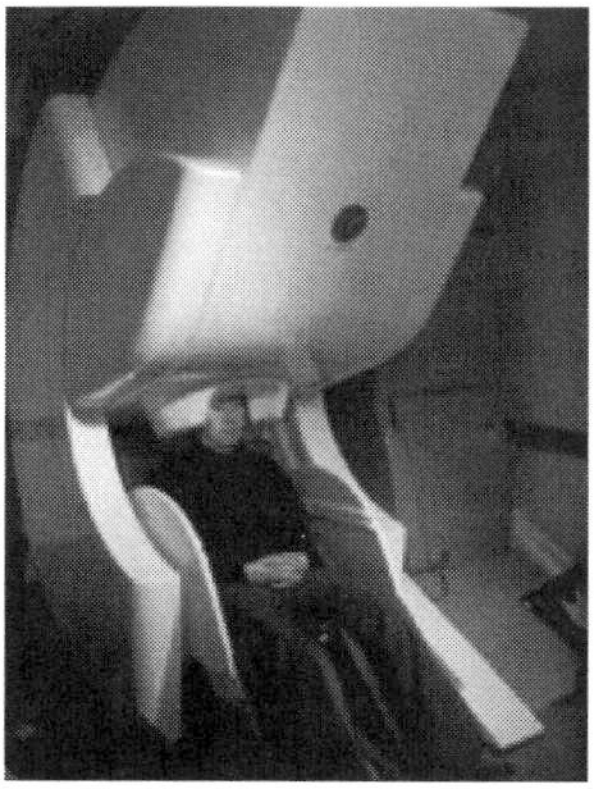
脳磁図

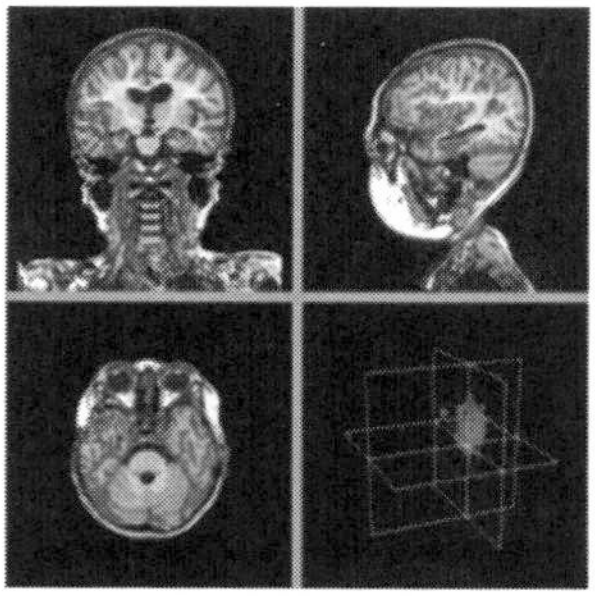
脳磁図による電流源推定画像

金城君：そんなに微弱な磁場を測らなければならないんですか！　どうやったら測れるのかちょっと想像がつきません。

古賀先生：ここでもノーベル賞級の発見が生かされている。イギリスの物理学者ブライアン・ジョセフソンが、超伝導体同士を弱い結合状態で接合した際に起こる特異な電磁応答「ジョセフソン効果」を報告し、一九七三年にノーベル物理学賞を受賞した。この発見が、超伝導量子干渉計（superconducting quantum interference device, SQUID）というスーパー磁気センサーを生み出したんだ。アメリカの物理学者ジェイムズ・ツィンマーマンが一九六五年に高周波ＳＱＵＩＤという実用的な磁場センサーを開発したため、コーエンは再度、これを用いて、脳磁場の記録を行い、明瞭な脳磁場の記録を行った。こうして脳磁場計測の道が切り開かれていったんだね。

金城君：しかし、つくづくと現代医学というのは、物理学の影響を多分にうけているんですね。新しい発見が、すぐに医療分野に応用されているのがよく分かりました。

古賀先生：医療分野は、先端科学が反映される領域の一つだからね。物理学はもちろん、いろんな科学領域の恩恵なしに現代医療は語れない。だからこそ、倫理的な問題にせよ、経済的な問題にせよ、常に最新の課題と向き合わなければならない。

それに、いままで見てきた通り、新たな発見がされても、それが実用化されるまでには長い道のりがいるわけだ。ベルガーやコーエンが自分の研究に執着しなければ、脳波も脳磁図もおそらく実用化はされていない。新たな医療技術の進歩には、新しい科学の発見とともに、それに執着していた研究者がいたことも私たちは知っておくべきなんだね。

5．心の病を手術する！

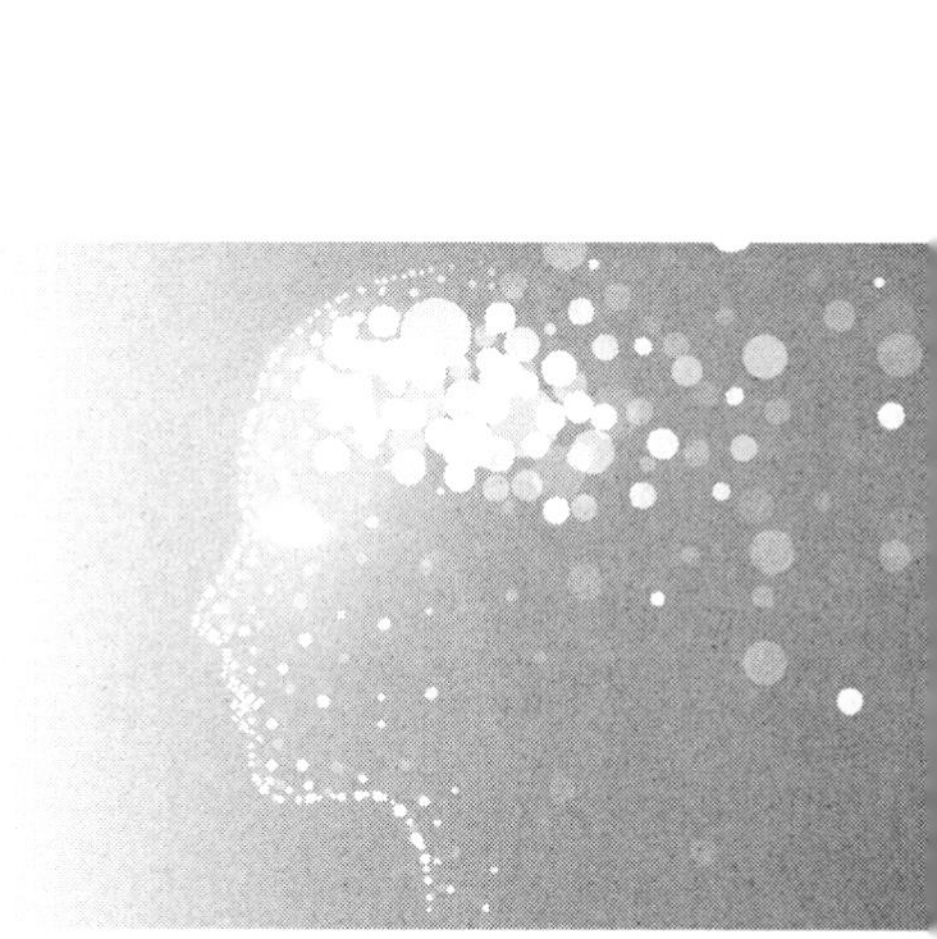

金城君：和田さん、ご機嫌だね。何かいいことでもあったの？

和田さん：ＵＳＭＬＥ（米国医師国家試験）Ｓｔｅｐ２ＣＫに合格したの！　東京まで受験に行った甲斐があったわー。私は学生時代にＳｔｅｐ１は合格しているから、これで臨床留学の目標に近づいたわ！

金城君：なんだって！　ＵＳＭＬＥというと医学生が一度はあこがれるけどほぼ全員が二～三か月で挫折するというあのＵＳＭＬＥ？　和田さんすごい！　このまえ東京に行ったのだってラジオ会館のお土産ばかり買ってくるからてっきりアキバにアニメグッズを漁りにいったものとばかり…。ただのアニメオタクじゃなかったんだねー。

和田さん：なんかちょいちょい引っかかる言い方だけどありがとう。グレイズ・アナトミーを見ながら、それを励みに頑張ったの。いまではコロナウイルスのせいで実技試験のＳｔｅｐ２ＣＳは廃止されたから、代わりにＯＥＴっていう医療従事者向けの英語試験を合格する必要があるけれどもね。

古賀先生：和田さん。合格おめでとう。テレビドラマを励みに頑張るところは和田さんらしいけど、その気持ちはよくわかる。私たちの世代が励みにしたのは、「ＥＲ緊急救命室」だった。原作者のマイケル・クライトンは、ハーバード大学医学部大学院を医学博士号とって卒業しただけあって、描写がリアルで、私たちはあのドラマ見ては臨場感あふれるアメリカの医療現場にあこがれたものだった。因みに和田さんは留学して、どんな研修をする希望なの？

和田さん：私は脳神経外科の教授にお願いして、臨床フェローとして定位機能外科の臨床研修をするつもりです。

古賀先生：留学するというのは、臨床にせよ、研究にせよ、自分の国にはない技術を海外で学んで、持ち帰ってくるということを意味している。国内の技術を進歩させる方法の一つであるわけだから、和田さんには、是非とも頑張って学んだことを持ち帰ってきてほしい。定位機能外科の領域で国内では、学べないことも多くあるけれど、最たるものは精神疾患の外科治療だ。

和田さん：精神外科ですか？　タブーだと思っていましたけど、外国ではされているんですか？

古賀先生：和田さんが言っているのは、ロボトミーのことだね。もちろん、ロボトミーがそのままされているわけではないけれども、精神外科は形を変えて行われている。では、精神外科がどのように生み出されて、なぜタブー視されているのか、歴史を振り返ってみようか。最古の脳外科手術は穿頭術だ。この歴史はかなり古くて、紀元前一万年前の中石器時代までさかのぼるとされている。どうやら各国に広まっていたようで、メソアメリカ、南米、アフリカ、アジア、ヨーロッパなどの各地でその痕跡が見つかっている。悪霊を外に出すためという儀式的な意味合いが強かった穿頭術を治療に応用したのがヒポクラテスだ。ヒポクラテスは、てんかんや頭部外傷に対する減圧のために穿頭術を用いたんだね。その後、さらにガレノスは、頭蓋内の減圧と「粘液の排出」のために、穿頭術を行ったとされている。

和田さん：ヒポクラテスにガレノスは、さまざまな医療行為を当時から行っていたのですね。脳外科治療までやっていたのは驚きです。

古賀先生：そうだね。意外と脳外科治療の歴史は古い。さらに、西暦二世紀ころにギリシャの医師カッパドキアのアレタイーオスもてんかんに対する穿頭術を推奨していた。カッパドキアといえば、いまではトルコの観光スポットとして有名だね。アレタイーオスは、喘息やてんかん、肺炎などさまざまな病気について記述し、特にセリアック病や糖尿病を最初に記載した。また、精神疾患と神経疾患を区別して、ヒステリーやうつ病、メランコリーなどについての記載も行っている。

金城君：精神神経科と脳神経内科の区別はこのころからできてきたんですね。

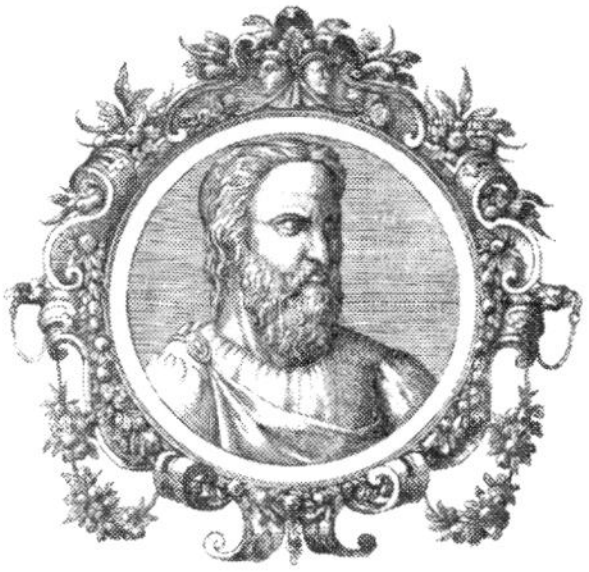

アレタイーオス

（カッパドキア。西暦2世紀ころ）てんかんに対する穿頭術を推奨。セリアック病や糖尿病を最初に記載。

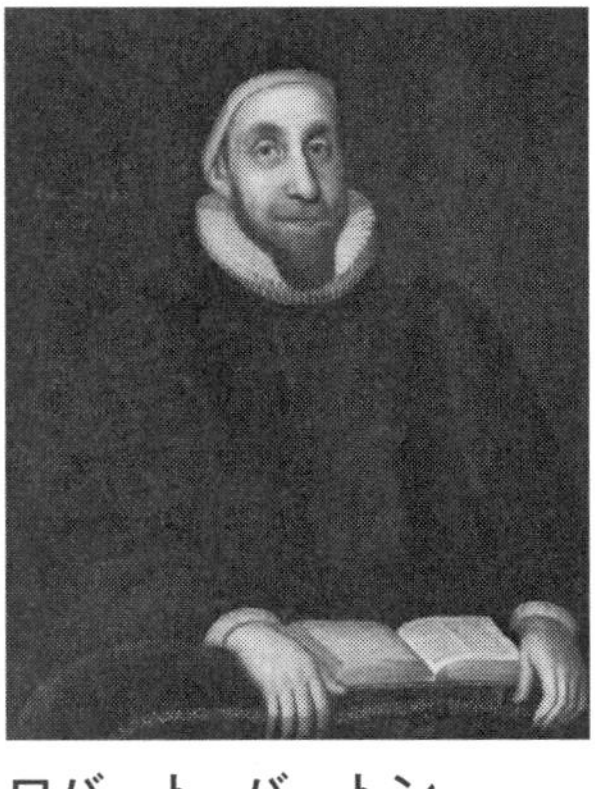

ロバート・バートン

（イギリス。1577-1640年）

作家。「メランコリーの解剖学」を著作。

古賀先生：中世には、イタリアのサレルノ医学校で外科医ロゲリウスが一一八〇年ころに「Practica chirurgiae」を著して、外科手術手技につき記載したんだけれども、その中にてんかんや躁病に対する穿頭術について記載がある。中世においては、精神疾患に対する穿頭術は時々されていたようで、イギリスの作家ロバート・バートンが一六二一年に記載した「メランコリーの解剖学」において、うつ病に対する穿頭術につき、記載している。

さらに一九世紀になり、近代脳神経外科学が発達してくると、硬膜を切開してより頭蓋内の減圧を図り、てんかんや精神障害、さらには運動障害などを改善しようという手術が行われるようになった。たとえば、イギリスの医師トーマス・クレイ・ショーは一八八九年に神経梅毒により麻痺性痴呆（進行麻痺）を来たした患者に対し、頭蓋骨を外し、硬膜を切開して頭蓋内圧を減圧するという頭蓋骨開窓法を報告した。また、スイスのエミール・テオドール・コッハーは、甲状腺の研究で一九〇九年にノーベル生理学・医学賞をとった外科医だけれども、てんかんに対するバルブ手術というのを一八九六年に報告している。これは開頭した後に、硬膜を除去し、骨弁を縮小してから戻して閉頭し頭蓋内圧を減圧しようという手技だ。因みに、現在でもつかわれるコッヘル鉗子を開発したのも彼だ。

和田さん：なるほど。頭蓋内の減圧によって、精神疾患や神経疾患を治療しようといろんな手術が開発されたんですね。でも、現在の知識からすれば、とても効果があったとは思えないですね。頭蓋骨や硬膜ではなく、脳そのものへの手術は行われなかったんですか？

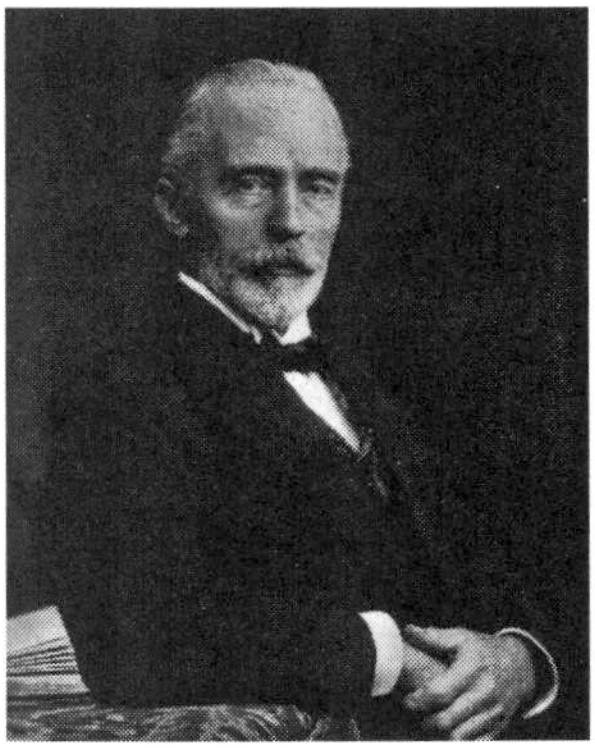

エミール・テオドール・コッハー

（スイス。1841－1917年）

外科医。甲状腺の生理学・病理学・外科学に関する研究で1909年にノーベル生理学・医学賞を受賞。てんかんに対するバルブ手術を考案。コッヘル鉗子を開発。

古賀先生：精神疾患に対して、最初の脳手術を行ったのは、スイスの精神神経科医ゴットリーブ・ブルクハルトだ。ブルクハルトは、一八九一年に六例の統合失調症や躁病、認知症などの患者に対して、前頭葉、側頭葉などの脳皮質を切除し、発表した。このような限局した脳皮質切除の手技をトペクトミーというのだけれど、結果的には一例は術後五日目にけいれん発作で死亡してしまい、症状の改善が一例に見られたけど、後に自殺してしまい、多くにてんかん発作や運動麻痺、言語障害などの合併症をきたすという望ましくないものだった。そこで、この手術はいったん途絶えてしまうんだね。

和田さん：なるほど、効果のほどはともかく、それが初めての近代的な精神外科と言えるんですね。

古賀先生：そうだね。さらにエストニアの脳神経外科医ルードヴィッヒ・プーセップも、精神神経科医のウラジミール・ベヒデレフとともに一九一〇年に三例の双極性障害において、前頭葉手術を行ったのだけれども、満足できる効果は得られず、これもそれ以上施術されることはなかった。因みにルードヴィッヒ・プーセップは世界初の脳神経外科学の教授になる。

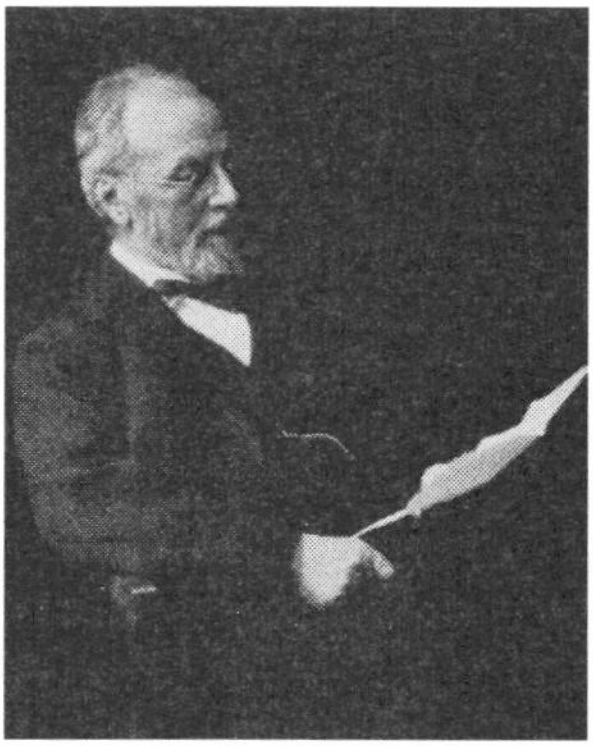

ゴットリーブ・ブルクハルト

（スイス。1836–1907年）

精神神経科医。1891年精神疾患に対するトペクトミー（脳回切除術）を発表したが、結果はあまりよくなかった。

金城君：試行錯誤の歴史が続きますね。効果的な方法というのは見つからなかったんでしょうか？

古賀先生：その説明をするためには、まず、当時の神経梅毒の治療について知っておいてもらった方がいいだろう。神経梅毒で脳実質が広く侵されると「進行麻痺」の状態となり、認知症状や精神症状、末期になると全身麻痺を来たしてしまう。これが当時は大きな健康問題だった。進行麻痺が梅毒トレポネーマと関連することを示したのは、野口　英世で一九一三年のことだけれども、それまでは、精神疾患として精神病院の入院患者の多くを占めていた。梅毒は現在ならペニシリンで治療出来るが、ペニシリンが実用化される一九四〇年代以前にどんな治療がされていたのかは知っているかな？

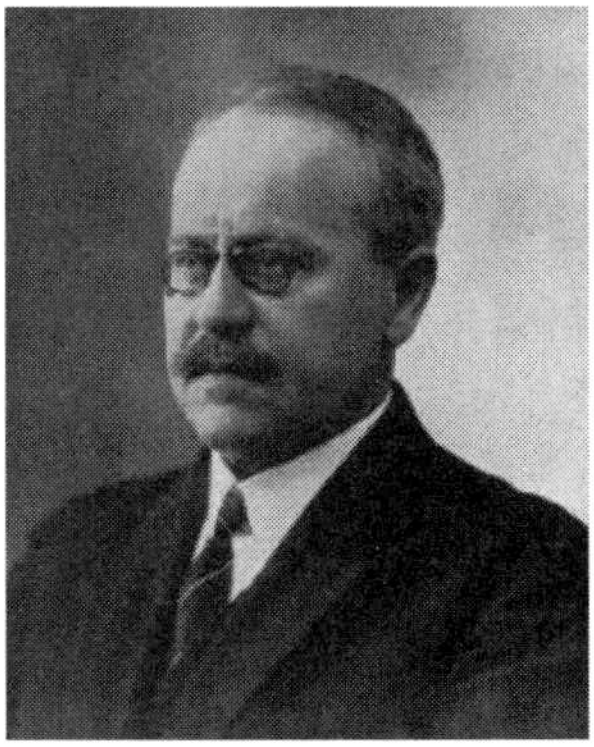

ルードヴィッヒ・プーセップ

（エストニア。1875-1942年）

脳神経外科医。1910年双極性障害に対する前頭葉手術を行った。世界初の脳神経外科学の教授。

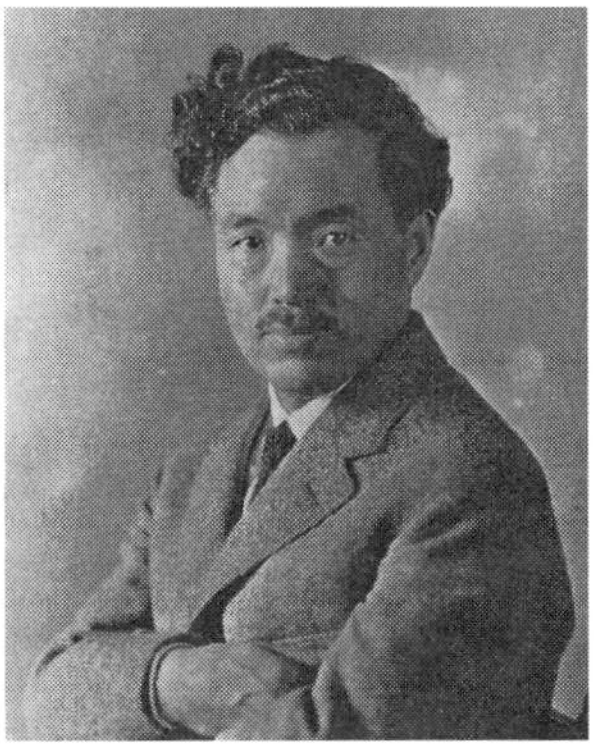

野口　英世

（日本。1876-1928年）

細菌学者。黄熱病、梅毒の研究で有名。進行麻痺患者の脳内に梅毒トレポネーマを発見。

和田さん：昔は水銀が投与されていたと聞いたことがあります。危険な治療法ですね。

古賀先生：そうなんだよ。水銀中毒の危険があった。さらに一九〇八年には、有機ヒ素化合物サルバルサンが治療薬として開発されたけれども、ヒ素を含んでおり、これも危険性が高かった。神経梅毒に対して、効果的な治療法を示したのがオーストリアの医師ユリウス・ワーグナー＝ヤウレックだ。ワーグナー＝ヤウレックは、梅毒トレポネーマが高熱に弱いことから、発熱によって梅毒を治療しようと考えた。そこで、患者を発熱させるために、マラリアに感染した血液を皮膚に接種して感染させるという治療法を考案した。梅毒が改善した後に、マラリアはキニーネで治療した。

金城君：わざとマラリアに感染させたんですか！　なかなか乱暴な治療に思えますが、本当に効果があったんでしょうか？

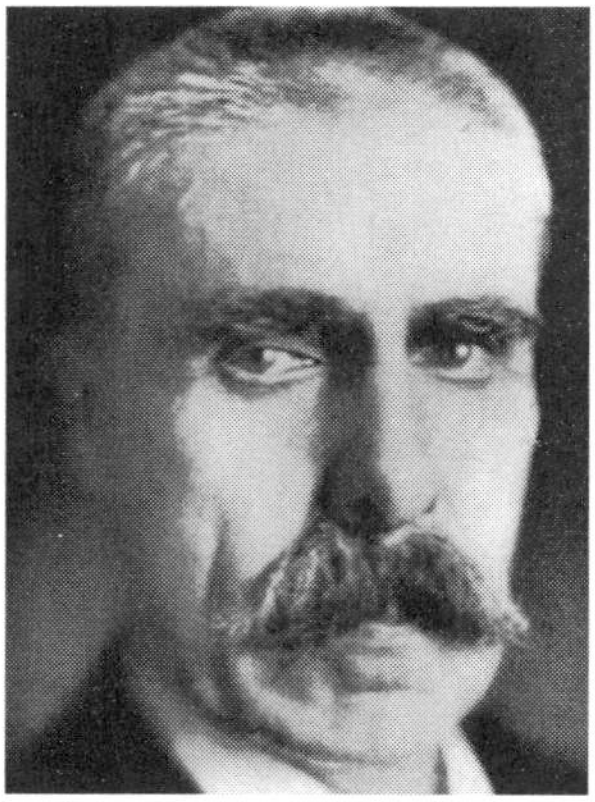

ユリウス・ワーグナー＝ヤウレック

（オーストリア。1857-1940年）

医師。神経梅毒に対するマラリア接種療法で1927年にノーベル生理学・医学賞を受賞古賀先生：それが、かなり効果があったんだよ。高い確率で緩解が得られ、死亡率も著名に低下させた。これはペニシリンが開発されるまで、主に進行性の神経梅毒に対する標準治療となった。ワーグナー＝ヤウレックは、その成果が認められ、一九二七年にノーベル生理学・医学賞を受賞している。

金城君：そうだったですか。水銀にヒ素にマラリアといろんな危険と背中合わせになりながら、梅毒の治療は発展してきたんですね。ところで、これらの治療が精神外科とどんなかかわりがあるんでしょうか？

古賀先生：このマラリア血液療法だけれども、脳に直接血液を注入してやろうと考えた人がいたんだね。それが、フランスの精神神経科医モーリス・デュコステだ。デュコステは前頭部に穿頭孔を設け、マラリアに感染した血液一～五ミリリットルを前頭葉に一二回まで注入するというcerebral impaludationという手技を一九二五年に開始した。これは進行麻痺だけでなく、統合失調症などの他の精神疾患に対しても行われ、一九四〇年には千例を超える症例で施行された。結果は特に、進行麻痺患者で効果が高く、八一％で有効だったと報告している。デュコステは、この効果について、発熱によるものというより、マラリア血が梅毒トレポネーマの毒素に対して作用することによると考えて、ワーグナー＝ヤウレックの原法よりも効果が高いと報告した。こうして、脳の手術で、進行麻痺などの精神症状を改善させたわけなんだけれども、実はこのデュコステのcerebral impaludationの手技は、後にエガス・モニスが開発する初期の精神外科の手技とよく似ている。もちろん、デュコステはマラリア血、モニスはアルコールを注入したという違いはあるけれども、モニスは、このcerebral impaludationをもとに、ロボトミー手術を考案したという説があるし、デュコステもロボトミーはcerebral impaludationの変法だと主張している。ただし、モニス自身はcerebral impaludationについては言及していないので、実際にロボトミーの成立にどの程度影響したかというのはよくわからないね。いずれにせよ、こうして精神外科が隆盛を見る土壌が形作られていったわけだね。

金城君：これらの流れからロボトミーは生まれていったんですね。

古賀先生：さらにモニスのロボトミーの着想に影響を与えたとされているのが、アメリカの生理学者ジョン・ファーカー・フルトンとカーライル・ヤコブセンの動物実験だ。フルトンとヤコブセンは、実験的神経症を発症させたチンパンジーの両側前頭前野を切除することで、神経症の症状が改善して、性格が従順で穏やかになったと報告した。これがロボトミーの誕生に大きな影響を与えたと言われている。

金城君：エガス・モニスはいろんな布石があって、ロボトミーを編み出していったかもしれないということなんですね。以前、モニスが脳血管撮影を開発したとお聞きしました。大きな業績を残した人だということは分かったんですが、どういう人だったんですか？

古賀先生：実はエガス・モニスというのは通名で、本名はアントニオ・カエターノ・デ・アブレウ・フレイレというんだよ。モニスは、フランスのパリで神経学を学び、一

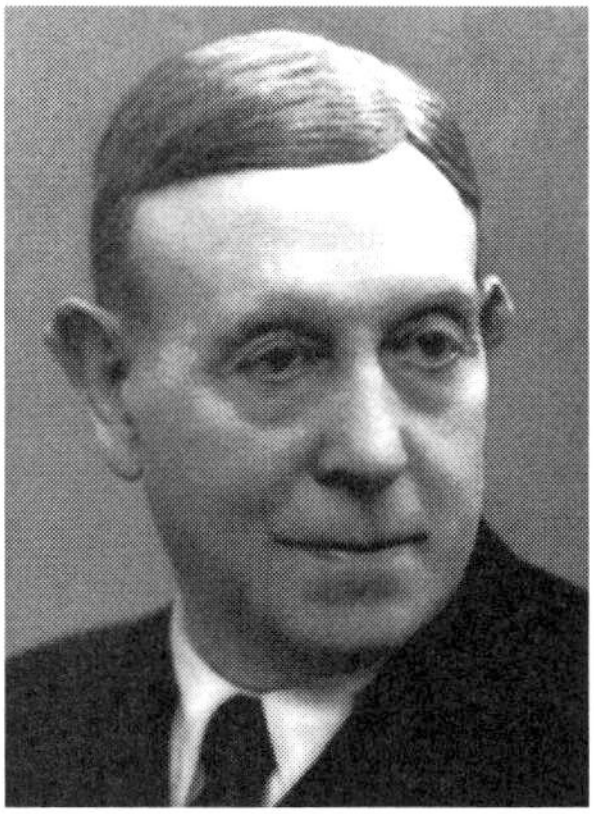

エガス・モニス

（ポルトガル。1874–1955年）

ポルトガルの脳神経内科医。本名はアントニオ・カエターノ・デ・アブレウ・フレイレ。政治家をつとめた後に医学に専念し、脳血管撮影法や精神外科の開発などを行った。前頭葉白質切截術（ロイコトミー）の開発で1949年ノーベル生理学・医学賞を受賞した。

九一一年からリスボン大学の神経学の教授をつとめつつも、一九〇八年から一九一七年まで国会議員をつとめた後に、一九一七年に外務大臣となり、第一次世界大戦の講和会議でポルトガルの首席代表をつとめている。また、一九一七年から一九一九年の間はスペイン大使もつとめるなど政治家としてもはなばなしく活躍した人だったんだ。一九二七年に脳血管撮影を開発した時は、五三歳。さらに、一九三五年、脳神経外科医のアルメイダ・リマとともに退行期うつ病と診断された六三歳の女性に最初の「前頭前野白質切截」prefrontal leucotomy、いわゆるロイコトミーを行ったのが、六一歳の時だね。すでに地位も名声も確立していた時期だった。

金城君：かなりマルチな才能の有る人だったんですね。そのロイコトミーというのがロボトミーのことなんですか？　どう違うんでしょうか？

古賀先生：もともと創始者のモニスが名付けた術式名がロイコトミー、これをロボトミーと名付けたのは、この手術を世に広めたウォルター・フリーマンだ。ロボトミーは直訳すれば、脳葉切除のことだけれども、こっちの名称の方が広まっているんだね。ともあれ、モニスは、精神疾患患者では、神経細胞間のつながりが異常に固定されているため、この固着した回路を前頭葉において断ち切ることが治療になると考えた。モニスの手技は、最初は、左右両側の頭頂部に穿頭孔を設けて、注射器を挿入しアルコールを注入して、前頭葉の白質繊維を焼き切るという方法だったけれども、後にロイコトームという細長い白質切断用の器具を用いて、機械的に白質切断を行う方法を導入した。モニスは、うつ病、不安症、統合失調症などの精神疾患患者二〇例に手術を行い、結果を一九三六年にパリで発表した。結果は治癒が七例、改善七例、変化なし六例で、不安症とうつ病で特に効果が高く、統合失調症には効果がないというものだった。これは、拘束するしか方法がなかった当時の精神疾患治療からすると画期的な結果だった。モニスは、六五歳の時に、偏執症患者に銃撃され、脊髄を損傷するという事件に巻き込まれながらも、一九四九年に精神外科を創始したという功績がたたえられ、ノーベル生理学・医学賞を受賞した。

金城君：効果が実際にあったんですね。なんとなく、映画などのイメージからすると、手術するとみんな廃人のようになってしまうというイメージがありました。

古賀先生：ロボトミーに関していえば、合併症率は高かったものの、手術すると大半が植物状態になるなんていうのは虚構だよ。この手術をさらに発展させ、普及させたのが、アメリカの精神神経科医ウォルター・フリーマンだ。フリーマンはモニスの報告を知ってから早速に翌一九三六年に同僚の脳外科医ジェームズ・ワッツとともに激越性うつ病と診断された六三歳の女性に北米で初めてロイコトミーを行った。フリーマンとワッツは、さらにモニスの手術方法を改めて、頭頂部の代わりに側頭部に穿頭孔を設け、細長い金属製の器具を挿入して扇状に動かし、より広範囲の白質切離を行う術式を考案し、「標準式ロボトミー」と名付けた。これが世界中に広まったロボトミーの原型だね。フリーマンは、視床からの情動信号が強すぎて前頭葉が影響をうけて不安と緊張が生まれるために、その経路を切断すれば、症状がよくなると考えた。現在の精神外科の論拠は、前頭前野皮質―線条体―視床―皮質経路の機能不全が精神疾患を引き起こしているというものなので、フリーマンの考えと大きく違ってはいない。つまり、ロボトミーは現在において手技は行われていないが、理論までもが完全に否定されたわけではないんだね。フリーマンは、一九四二年に標準式ロボトミーを行った二〇〇例の治療結果をまとめ、六三%が改善、二三%が不変、一四%が悪化したと報告した。ただし、気分障害の患者で成績がよく、統合失調症では術後成績が悪かった。手術後の合併症としては、けいれん、失禁、出血、体重増加などがあり、抑制性の欠如や他者への配慮の消失などの高次脳機能障害が後遺した。さらに死亡率は八%と高かった。フリーマンはさらに一九四六年に上瞼の眼窩に細長い器具を小槌で打ち込んで、脳内の白質神経束を下から断ち切る経眼窩式ロボトミー、別名アイスピック・ロボトミーというより簡便な新術式を編み出した。これで脳外科医の助けがなくても手術が行えるようになったんだ。フリーマンは全米を周り、三〇年にわたって、三〇〇〇人以上にロボトミーを行ったとされている。このフリーマンの活躍もあってロボトミーは世界中に広まったんだね。

金城君：ちょっと待ってくださいよ。死亡率が八%！　そんな手術が何で世界中に広まったんですか？

古賀先生：いい質問だね。それには、抗精神病薬が登場する以前に、精神疾患患者がどんな状況で治療されていたのかを知る必要がある。当時は治

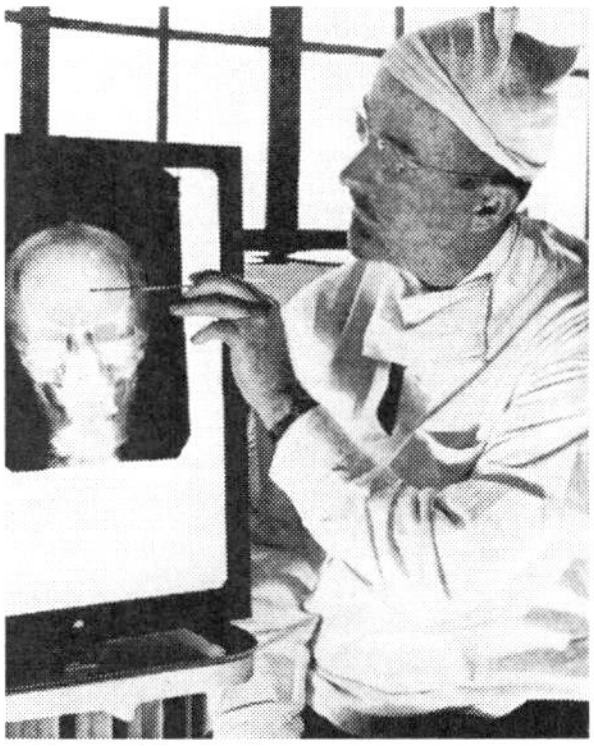

ウォルター・フリーマン

（アメリカ。1895–1972年）

精神神経科医。標準式ロボトミー、経眼窩式ロボトミーなどの術式を考案し、全米で3000人以上に手術した。

療というよりは拘束や隔離が主体だったんだけれども、一八〇〇年代には、温水や冷水に入浴させたり、湿らせた布で包む水治療などが身体治療として行われていた。一八〇〇年代後半になるとヒステリーなどの精神疾患を治療する目的で陰核、子宮、卵巣などの女性器切除が行われるようになった。一九〇〇年代初頭にはさらに不安症やうつ病の改善目的に、さらには若返りの方法として男性の精管結紮術なんかも行われた。さらには、神経梅毒の存在が明らかになってから、脳以外の臓器の感染も精神疾患を引き起こすという考えがあった。そこから感染臓器を切除することで精神疾患を治療しようといろいろな臓器を切除したのが、米国の精神神経科医のヘンリー・コットンだ。コットンは、感染源の除去目的に、抜歯、扁桃腺、脾臓、大腸、胆嚢、卵巣、子宮、睾丸などのさまざまな臓器の摘出を行ったんだ。その死亡率はなんと三〇%と危険な治療だった。

和田さん：三〇%の死亡率って命がけですね！　しかも到底効果があったとは思えません。なるほど、それだけ危険な治療でも行われるくらいに当時の状況は厳しかったってことなんですね。ロボトミーがあれだけ広まったのもそういう社会状況があってのことなんですね。

古賀先生：そういうことなんだね。さらには内分泌機能の異常が、精神疾患を引き起こすという学説が信じられ、甲状腺、卵巣、精巣などの内分泌腺の摘出なども行われた。一九三〇年台にはけいれん発作が精神疾患を改善させるとの考えから、インスリンを用いた低血糖や、メトラゾールなどの薬物、電気ショックなどを用いてけいれんを引き起こすショック療法が行われるようになった。このうち電気けいれん療法は、いまでも行われているけれども、この時期に行われていたほかの治療法は、危険性も高く、効果もないため廃れていったわけだ。

和田さん：消えていった治療法はロボトミー以外にもたくさんあったわけですね。

古賀先生：いまでは抗精神病薬もあり、精神疾患治療も進歩しているので当時の状況を想像するのは難しいものがあるね。とはいえ、ロボトミーの効果を高め、合併症を減らすために、さまざまな手術が開発されていった。ロボトミーの術式の大きな問題として、小さな穿頭孔から器具を脳の中に差し込んでいるため、見えない器具の先で血管などを損傷してしまう可能性があった。そこで、米国の脳外科医ジェームズ・ライアリーは頭頂部に開頭を設けて脳表を露出し、直に見ながら離断を行うことで血管などの損傷を避ける手術方法を開発した。この方法は一九四三年に同じく米国の脳外科医ジェームズ・ポッペンが改良して用い、このライアリー―ポッペン式修正版ロボトミーが特に米国において広まった。また、一九四八年に米国の脳外科医ウィリアム・ペイトンは前頭葉の前頭前野そのものを切除するロベクトミーという術式を行った。さらには、かつてブルクハルトが行った脳皮質の部分切除トペクトミーが再び見直されるようになった。カナダのワイルダー・ペンフィールドが部分的な脳回切除ジャイレクトミーを行い、さらに米国の脳外科医ローレンス・プールがこのような限局した皮質切除の手技をトペクトミーと名付けて行った。トペクトミーの名付け親は実はこのプールだ。また、米国の脳外科医ウィリアム・スコヴィルは一九四八年に両側前頭部に小開頭を設けて、前頭葉前方下部にある前頭眼窩領域を限局して切截し、合併症を抑える眼窩皮質白質切截術orbital undercuttingという手技を考案した。これらは、ロボトミーをより効果的に、かつ安全に行うために考案された手法だけれども、ロボトミーの効果を大きく超えるものではなかったんだね。だけど、こういった安全な手技を開発しようという試みの中から、画期的な手術法が編み出されていくことになった。それが定位脳神経外科手術だ。

6. ロボトミー以降の精神外科

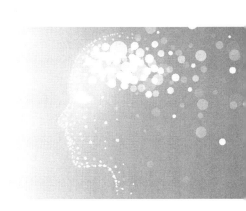

和田さん：古賀先生、金城君二人お揃いで何しているんですか？

金城君：いま、古賀先生と一緒に論文を雑誌に投稿しているところだよ。なかなか、手順が多くて大変だ。

和田さん：もう研究結果を論文にまとめたの！　うらやましい限りね。古賀先生、論文を投稿する学術雑誌はどんな風に選んだらいいんですか？

古賀先生：学位論文に使用する時は各大学に規定があるから、確認する必要があるけれども、大事なのは自分の論文をできるだけ大勢の人に読んでもらったり参考にしてもらったりできる雑誌を選ぶことだ。一般に、書いた論文が投稿する学術雑誌の基本方針に合致している必要がある。あと、どんな読者層に読んでもらいたいかだね。治療方針に関わるような大規模研究ならその治療に関わる大勢の臨床家に読んでもらえる雑誌を選びたいし、特殊な研究に関わるものならその研究分野の専門雑誌になる。たとえば、金城君の研究分野は脳波だから臨床神経生理学の雑誌になるね。あと、重要なのは雑誌の知名度と権威だ。研究者たちによく知られて認められた雑誌であること、編集委員に著名な研究者が含まれているかなどが雑誌を選ぶポイントになる。権威のある雑誌は、内容の妥当性をチェックする査読の過程もしっかりしている。ろくに査読せずに掲載料だけとる雑誌もあるから雑誌はしっかり選ばないといけない。あと、雑誌の権威を知るうえで、参考になるのが、PubmedやWeb of Scienceといったデータベースに登録されていて、検索されやすい環境にあるかと雑誌のインパクトファクターだ。

和田さん：インパクトファクターって何ですか？

古賀先生：インパクトファクターは簡単にいうと、その雑誌に掲載された論文が、年に引用される回数の平均値だ。その研究分野に与える影響の大きさを測る指標とされている。他にも査読を経て掲載されるまでの期間やアクセプトされる確率なんかも参考に雑誌を選ぶといいね。

金城君：よーし、これで投稿完了ですね。うまくアクセプトされますように！

古賀先生：研究者にとって、学術雑誌に科学論文を掲載することが研究成果を発表する手段だからね。前回の精神外科の話でもあったように現在においても思い込みや誤った説によって効果がなく、危険な医療行為が行われてしまう可能性はある。研究成果や治療効果を公表して、ほかの研究者たちに検証してもらうのは、現在においても重要なことだね。現在、ロボトミーが非難されている最大の理由は合併症の高さというよりも、効果が定かでない疾患や症状に対しても野放図に適応が広げられていったことが問題視されているんだ。モニスやフリーマンたちの努力によって、ロボトミーは、さらにヨーロッパ、中南米、日本など世界各地に広まっていって、一九四〇年代後半にピークを迎える。因みに日本は、ロボトミー手術が特に盛んに行われた国の一つだった。モニスもフリーマンも統合失調症には効果がないとしていたことから、当初、ロボトミーは激越性うつ病や退行期メランコリー、不安障害などに適応を限定していたのだけれども、一九三〇年台末から、長期入院している統合失調症患者の状態改善を目的としてロボトミーが実施されはじめた。当時の精神病院は十分な予算も人員もない状態で大勢の精神疾患患者を収容したり、拘束したりしなければならず、こういった患者をロボトミーで治療したり、治療できなくとも、暴力的な患者が穏やかでより扱いやすくなれば、長年の問題であった財務・労務上の負担が軽減させられると考えられたんだね。そのためにはロボトミーがもたらす人格や行動の変容などは合併症というよりは治療効果とみなされた。こういった社会背景などもあって、ロボトミーは広く普及していった。因みに、フリーマンが手術した患者の中には、ジョン・F・ケネディ大統領の妹であるローズマリー・ケネディもいた。彼女は、ロボトミーにより知的障害の後遺症が出てしまい、介護施設で過ごすことになった。これも後にロボトミーの否定的なイメージを形作ることになっていくんだ。

金城君：なるほど。当時の医療水準だけでなく、社会状況も考えないと、ロボトミーが普及した理由はなかなか見えてこないんですね。

古賀先生：そのとおりだよ。活気の喪失や脱抑制、創造・計画能力の低下、無関心、認知機能低下などのロボトミーの副作用は当時からよく知られてはいたのだけれども、それでも手術の効果が有意義であるとして、これらの副作用には目をつぶられたわけだ。それでも、ここで、多くの脳神経外科医たちは手術の副作用を減らして成功率を上げるために、さまざまな術式が考案されていったのは、前回言ったたね。その中から生まれたのが、定位脳外科手術だ。

和田さん：定位脳外科手術と言ったら、頭部にフレームを取り付けて、脳内のねらった部位に器具を挿入していく方法ですね。脳内出血の吸引や脳腫瘍の生検などにも用いられていますけれど。

古賀先生：そうだよ。いまでも用いられている定位脳外科手術開発の歴史は精神外科とかかわりが深い。もともと二〇世紀の初めから英国の脳外科医ビクター・ホースリーやロバート・クラークたちは、動物実験用に脳の深部にメスを入れる器具を開発していた。米国の神経生理学者アーネスト・シュピーゲルと脳外科医のヘンリー・ワイシスは、この装置を改良し、人間用の手術装置を開発して、一九四七年サイエンス誌に発表したのが最初のヒトの定位脳外科手術だ。この時の装置というのが、目盛りのついた格子状の枠を患者の頭部に固定して、標的部位に、管を通して薬品を注入して破壊するというものだった。シュピーゲルとワイシスはもともと限局した破壊を行うことで、ロボトミーよりも副作用の少ない精神外科を行うために定位脳外科手術を開発したのだけれども、実際に最初に手術が行われたのは、不随意運動症やハンチントン病に対してだった。ここで効果を認めたので、てんかんや疼痛、精神疾患などに対して、定位脳手術を行っていった。

和田さん：現在においては定位機能外科と言えば、不随意運動症の治療です。もともとは、精神外科の合併症を減らそうというのが開発の動機とは知りませんでした。

古賀先生：実は当時のロボトミーの合併症を減らそうという試みの中で生み出された技術だったんだね。同じ一九四〇年台末にフランスの脳外科医ジャン・タライラッハも脳室造影で同定した前交連、後交連などの脳内の構造物を指標として、二枚合わせた格子から器具を挿入して、正確に標的に到達するという独自の定位脳手術装置を開発した。さらにタライラッハは、ロボトミーの副作用を減らすために、内包前脚破壊術 anterior capsulotomy という手術を考案した。視床の背内側核と前頭葉は、内包前脚を介して神経線維でつながっているため、内包前脚を破壊することでこのつながりを断ち切り、ロボトミーよりも小さな破壊部位と少ない合併症で同様の治療効果が得られるんではないかと考えたんだ。こうして、内包前脚を定位脳外科手術で破壊して、不安障害などに有効性を示したことでこの手技が広まっていった。内包前脚破壊術はスウェーデンの脳外科医ラース・レクセルが発展させ、さまざまな精神疾患の治療に用いた。

和田さん：レクセルっていったら、レクセルフレームのレクセルですか？

古賀先生：レクセルが開発したレクセルフレームはいまだに世界中で用いられているから、脳外科医なら見たことあるだろう。また、レクセルは、病変部に放射線を集中させて治療を行うラジオサージェリーを開発したことでも有名だ。レクセルが開発した定位脳手術装置は、自由に動く半円形の円弧を頭部に固定し、ねらった標的に、三次元的に自由な角度で到達できるという画期的なものだった。レクセルは、この装置を使って、定位脳外科手術で内包前脚破壊術を行って、一九六一年に一一六例の治療結果を報告し、強迫性障害や気分障害の約五〇％で改善が見られたと報告した。こうして、内包前脚破壊術は主にヨーロッパを中心に普及していった。この内包前脚破壊術についで、一九六〇年代から一九七〇年台初めにかけて、定位脳外科手術を用いたさまざまな精神外科手術が開発されていった。米国を中心に行われたのが帯状回破壊術 Cingulotomy だ。もともと、ロボトミーを生

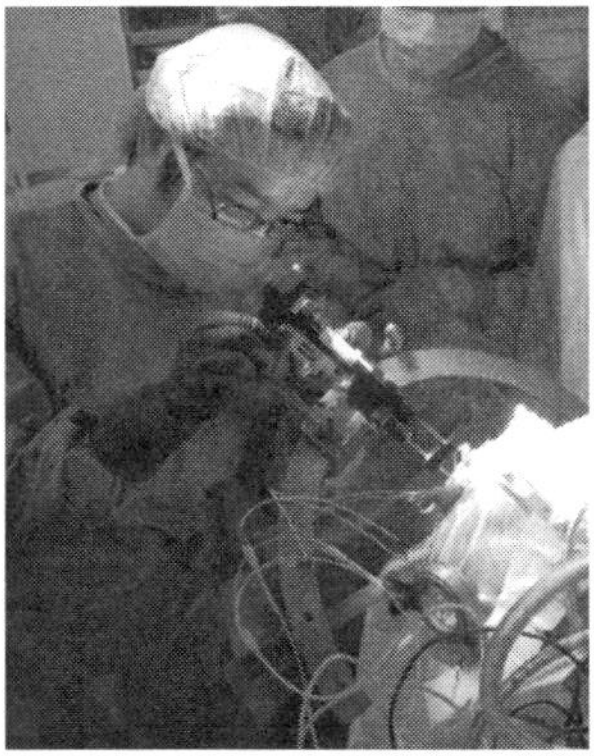

レクセルフレーム

半円形の円弧をピンで頭蓋骨に固定し、標的に、三次元的に自由な角度で到達できる脳外科手術装置。いまだに世界中で用いられている。

み出すきっかけとなったチンパンジーの実験を行ったジョン・ファーカー・フルトンは、動物実験から帯状回の切除が精神疾患に対して効果が高いと主張した。これに触発され、一九四〇年台末からフランスの脳外科医ジャックス・ル・ボウや英国の脳外科医ヒュー・ケアンズなどが、帯状回前部を切除する手術が試みられ、ケアンズによってこの手術はCingulectomy帯状回切除術チングレクトミーと名付けられた。これは、日本の精神外科の歴史を見るうえでも大事な手術なので名前を覚えておいてほしい。ただ、脳の奥深くにある帯状回を切除するのは当時の技術では困難だった。そこで、開頭の直視下手術ではアプローチ困難なこの領域に対して、定位脳外科手術を用いた破壊が行われるようになった。米国の脳外科医エルドン・リロイ・フォルツとローウェル・ホワイトによって一九六二年に慢性疼痛に対する定位的な帯状回破壊術が報告され、さらに一九六七年には米国の脳外科医ヘンリー・トーマス・バランタインが精神疾患と難治性疼痛の治療に用いて報告した。バランタインは、一九八七年に、一九八例分の帯状回破壊術の長期予後を報告し、重度感情障害の六四%、強迫障害の三三%、重度不安障害の二九%において、著名な改善が得られたと報告した。こうしたバランタインたちの業績によって帯状回破壊術はよく知られるようになっていった。さらにはウィリアム・スコヴィルによって開発された眼窩皮質白質切截術は両側前頭部に小開頭を設けて、前頭眼窩領域に限局して切截する方法だけど、一九六四年に英国の脳外科医ジェフリー・ナイトは、この手術の経験をもとに、定位的に尾状核頭の下に位置する白質繊維を破壊する尾状核下破壊術Subcaudate tractotomyという手術を開発した。この手術は当初は、放射性のイットリウム90を定位的に留置していたのだけれども、後にラジオ波焼灼を用いて破壊を行った。この術式に関しては、一九七〇年代に二〇八例分の結果をまとめて、うつ病や不安障害の三分の二、強迫性障害の五〇％に改善を認めたという報告がされた。さらには、内包前脚破壊術と尾状核下破壊術を組み合わせたのが英国の脳外科医デスモンド・ケリーだ。ケリーは、両者を組み合わせた辺縁系白質破壊術Limbic leukotomyという手術を一九七三年に報告した。これによって前頭眼窩野―視床の経路と辺縁系経路の両方が断ち切られる。この手術で、強迫神経症の八九％、不安障害の六六％、うつ病の七八％、統合失調症の八〇％において、症状の改善が見られたと報告した。ロボトミーは行われなくなったが、これらの内包前脚破壊術、帯状回破壊術、尾状核下破壊術、辺縁系白質破壊術などの定位脳手術は、現在においても連綿と行われていて、うつ病と強迫神経症においておよそ三〇～六〇％において有効であるとされている。実のところ、ロボトミーを行えば、これらの部位はすべてが断ち切られるわけなのだけれども離断する部位を限局することで、副作用を減らそうという考えから、これら定位脳外科手術のターゲットは生み出されてきたわけだ。

金城君：定位脳外科手術による精神外科は、ずっと続けられてきているんですか？　ロボトミー手術は、廃れていったのですよね。定位脳外科手術に置き換えられていったのでしょうか？

古賀先生：日本では精神外科そのものが禁忌とされた。これには一言では言えないさまざまないきさつがあるんだけれども、海外では、主に定位脳外科手術に形を変えて続けられてきたんだ。一方で、ロボトミー手術は、一九五〇年代に抗精神病薬クロルプロマジンが開発されたことで、時代遅れとなり、さらに一九六〇年から一九七〇年代になると批判が高まり、マスコミなどを中心として非人道的な手術だというイメージが広まっていった。ロボトミーを主題に扱った映画を見たことはあるかな？

和田さん：ええ、ジャック・ニコルソンが主演の「カッコーの巣の上で」や、レオナルド・ディカプリオが主演の「シャッター・アイランド」なんかは有名ですね。

古賀先生：さすがよく知っているね。映画でロボトミー手術は、だいたいは人格を奪う非人道的な手術として、描写され、ロボトミーに対する反対世論を形作るのに影響を与えていった。二一世紀初頭には、モニスのノーベル賞受賞を取り消す要請があったりもしたようだ。こうしてロボトミーは、行われなくなっていったが、代わりに定位機能外科のターゲットが次々と開発されていった。その一つが視床下部だ。視床下部は主に四つの部位に分かれる。視床下部の前方・後方のそれぞれ内側・外側だ。視床下部の前方領域というのは、歴史的には興味深いけれども現在ではほぼ用いられることはない。かつては、前方内側（腹内側核）は性的倒錯、薬物依存、肥満などに対して、前方外側は肥満の治療として用いられていたが、効果が認められず、ここの破壊術は行われなくなった。一方で視床下部の後方領域はいまでも治療に用いられている。視床下部後方の内側は日本の脳外科医佐野　圭司によって、自傷行為など含む攻撃的な行動に対して一九六二年に効果が示されて、この部位は「佐野の三角」と呼ばれて、現在では脳深部刺激療法のターゲットとして用いられている。さらにこの部位は群発頭痛の治療ターゲットとしても利用されるね。日本人がみつけたターゲットを日本国内で現在は使用できないのは皮肉なことではあるけれども。あと、視床下部の後方外側領域は、アメリカの精神神経科医ロバート・ガルブレイス・ヒースによって、一九五〇年台初めより統合失調症に対する脳深部刺激のターゲットとして用いられた。ヒースは、脳の中の「快楽の中枢」を探すことに執心したのだけれども、中脳赤核の前方にあたる視床下部の後方外側領域、機能解剖的にはSeptal area中隔野とかmedial forebrain bundle内側前脳束とか呼ばれる領域に快楽の中枢があると考えて、統合失調症の治療や慢性疼痛の治療にこの部位の電気刺激を用いた。当時はまだ、埋め込み型の電気刺激装置は開発されていなかったから、電極を挿入して外部から一定時間の電気刺激を行うというものだった。一九五二年に開催したシンポジウムで統合失調症九例に対する治療成果を報告しているけれど、四例で改善、四例で変化なし、一例で症状が悪化したと報告している。さらに、一九七二年には同性愛の治療なども行った。

金城君：同性愛の治療ですか？　いろんな意味で問題になりそうですね。

古賀先生：当時は、同性愛が精神疾患とみなされたからね。とはいえ、そんな当時といえども批判はあったようだ。ヒースたちはＢ－19と呼ばれた男性の同性愛患者に脳電気刺激によって異性に対する性的衝動を引き起こすのに成功したと報告した。研究結果には、現在においても賛否両論あるけれども、ヒースは後に脳深部破壊術にとって代わっていく脳深部刺激療法の先駆者の一人だね。

和田さん：この時期から、脳深部刺激療法の歴史が始まっていくんですね。ヒースのほかに、脳深部刺激を行った人はいたんですか？

古賀先生：一九四〇年台末ころから脳深部刺激療法の歴史が始まっていくんだね。まず、トペクトミーの名付け親ローレンス・プールが一九四八年にうつ病の女性患者の尾状核に電極を埋め込んで電気刺激を行った。ワイヤーが破損するまでの八週間は有効な結果であったらしい。あと、脳深部刺激に大きな影響を与えたのは、スペインの神経生理学者ホセ・マヌエル・ロドリゲス・デルガードだ。デルガードは一九六〇年代に電気刺激装置スティモシーバーを開発して動物の脳に埋め込んで行った動物実験で有名だ。闘牛の尾状核に埋め込んだ電気刺激装置でスイッチをオンにするとたんにおとなしくなるという有名な実験があって、これはいまでもユーチューブなどの動画サイトで見ることができる。デルガードは、一九五〇年台初めから精神疾患患者にも同様に電気刺激を行って、情動反応を引き起こしたり、抑制したりする研究を行った。因みにこのスティモシーバーは、漫画のブラックジャックのネタに使われたことがある。その回は、単行本に収録されることはなかったという幻の作品だよ。

和田さん：ブラックジャックはロボトミーを扱った回も封印されたと聞いたことがあります。日本における精神外科への風当たりの強さが分かりますね。

古賀先生：デルガードやその発明スティモシーバー自体が、脳に埋め込んで人間を操るというようなおどろしいイメージでマスコミに取り扱われたから無理もないね。さらには、ノルウェーの精神神経科医カール・ヴィルヘルム・セム＝ヤコブセンが長期間に留置ができる電気刺激装置を開発して一九五三年に発表した。これは、破壊術を行う前に一定期間埋め込んで効果や部位を確認するという目的で数日間から数か月間にわたって留置された。因みにセム＝ヤコブセンにも米当局やＣＩＡなどと組んで秘密のマインドコントロール実験を行っているなんていう噂が流れたりもした。結局それはデマだったんだけど、当時は脳深部刺激にはそんなイメージがついて回ったんだね。それまで、短期間刺激や破壊術前の効果判定に用いられていた脳電気刺激を治療として用いたのが、ロシアの神経生理学者のナタリア・ペテロブナ・ベクテレワだ。ベクテレワたちのグループは、一九六〇年代からパーキンソン病や、強迫性障害、トゥレット症候群などの疾患に対して、最長一年半にわたって電気刺激治療を行った。トゥレット症候群というのは、音声チックと複数の運動チックが一年以上続く状態で青年期や成人期にはだいたい軽快するんだけれども中には症状が残る人もいるから治療の対象になったんだね。さらに、ドイツの脳外科医ゲルト・ディークマンは、一九七九年に恐怖症患者に対して、メドトロニック社の電気刺激装置ニューロペースメーカーを吻側の視床髄板内核群に埋め込んでオンデマンドで刺激を行うことで恐怖症症状が抑えられたことを報告した。

金城君：メドトロニック社というといまもある医療機器メーカーのメドトロニック社ですか？

古賀先生：メドトロニックはもともと心臓ペースメーカーの会社だけあって、電気刺激装置の開発は得意だったんだね。一九八〇年代にフランスの脳外科医アリム・ルイ・ベナビッドと脳神経内科医ピエール・ポラックがメドトロニック社とともに現代式の完全埋め込み型の刺激装置を開発したことがこの後の治療法の進歩を加速していって現代の脳深部刺激療法につながっている。一九九九年にオランダの脳外科医ヴィール・ヴァンデワレはトゥレット症候群に対する脳深部刺激療法を報告し、同年にベルギーの脳外科医バート・ヌッティンは、強迫神経症に対して内包前脚刺激を行った。また、二〇〇五年にはカナダの脳外科医アンドレス・ロザーノと脳神経内科医ヘレン・メイバーグが前頭葉内側底面の梁下回の刺激を行ってうつ病の治療を行った。現在の脳深部刺激による精神外科としてはこのトゥレット症候群、強迫性障害、うつ病が主な適応疾患だね。それぞれにいろいろなターゲットはあるけれど、トゥレット症候群に対して使用されるターゲットは視床内側中心核—束傍核（CM－Pf核）もしくは淡蒼球内節で、効果のほどは患者間でかなりばらつきがあるけれども、だいたいイェールグローバルチック重症度スケールという評価スケールで四〇～六〇％程度改善するという報告が多いと思う。また、強迫神経症の主なターゲットは内包前脚で、他に尾状核や側坐核などの刺激も報告されている。これもイェールーブラウン強迫観念・強迫行為尺度という強迫神経症のスコアで四〇％程度改善するという報告が多いと思う。また、うつ病に対して、特に注目を集めたのは先にも言った二〇〇五年のアンドレス・ロザーノとヘレン・メイバーグが行った梁下回、ブロードマン二五野に対する脳深部刺激療法で、三年半以上のフォロー期間で、六四％で効果があり、四三％で緩解と有望なものだった。しかし、残念ながら、多施設ランダム化比較試験では有効性を示すことができなかった。次に使用されるのは、内包領域なのだけれど、これも多施設ランダム化比較試験では有効性を示すのにはいたっていない。ほかには、ヒースが昔刺激したような内側前脳束などが用いられることもあるね。

金城君：なんだかいろんなターゲットがあるんですね。混乱しそうです。

古賀先生：こういった刺激部位のターゲットはもともと破壊術に用いられていた部位を刺激に適応されたことが多いんだけど、他には、電極の位置がずれたことなどによって偶発的に見つかったターゲットもある。たとえば、視床下核に留置する電極がずれたことで躁状態になったり、強迫性障害が改善したりとかね。だけど、ターゲットも治療効果も一定しないというのは、現在の脳深部刺激の大きな課題なんだ。特にうつ病などは、脳深部刺激が有効な可能性のある疾患ではあるのだけれど、なぜだか二つの多施設ランダム化比較試験では有効性を示せなかった。まだまだ電気刺激療法については、最適のターゲットはどこなのか、刺激のパラーメータや評価期間をどうするのかなど治療や評価方法についても課題は多いんだね。

金城君：なるほど。まだこれから発展していく分野と言えそうですね。現在、他に治療されている疾患はあるんでしょうか？

古賀先生：他の疾患に対する治療は一般的とは言えないけれど、たとえば、アルコール中毒や薬物中毒に対して、側坐核の刺激を行っているグループなんかもあるね。脳の中には報酬系と言って、報酬によって快楽や喜びが得られる脳の仕組みがあるのだけれども、依存症はその不具合から引き起こされているという考えから、報酬系の主要な部位である側坐核を刺激して治療しようという試みだね。

金城君：依存症が治療出来たらいろんな依存症に適応できるようになりそうですね。

古賀先生：脳科学の発展によって報酬系のような脳の仕組みが解明されると、一番恩恵をうける領域が機能外科領域なのかもしれないね。他には、神経性食欲不振症なんかも梁下野や側坐核の刺激が報告されている。肥満についても側坐核や視床下部の刺激が報告はされているけれども効果を得るのはなかなか難しいようだ。他にも、昔、「佐野の三角」として破壊術の対象となった視床下部後方内側領域に刺激療法を行って、攻撃性を治療しようという試みもされている。また、情動に重要な役割をもつ側頭葉内側の扁桃体の刺激も自閉症や心的外傷後遺症などの治療に応用されているね。精神疾患ではないけれどもアルツハイマー病も脳弓の刺激で認知機能が改善させられないかといった研究も始まっているんだ。

金城君：すべてに有効なわけではないんでしょうけど、精神外科にはいろんな可能性があるんですね。脳科学とも関連の深い領域ですし、海外では、さまざまな新しい手術法を開発して、発展を続けてきているのに、どうして日本では、精神外科が途絶えてしまっているんでしょうか？　やっぱり、ロボトミーの印象が悪かったからですか？

古賀先生：昔精神外科をうけた患者団体や市民団体などからの反対もあるのだろうけれども、一番の理由はよく知られていないことではないかと思う。マスコミによってつくられたロボトミーのイメージと言ったら、手術したら廃人になってしまうというようなものだし、精神外科自体がロボトミーと同一視されている。そもそもロボトミーってどんな手術なのかも知らない人がほとんどだろう。脳に広範な不可逆的なダメージを残すロボトミーと可逆的な現在の脳深部刺激療法とは全く別の手術なんだけれども、日本では、現在の世界の精神外科事情なんてほとんど知られていないしね。それにも国内で精神外科を語ることすらもタブーになってしまった歴史的背景があるので、それも見ていこう。

7. 日本の精神外科事情

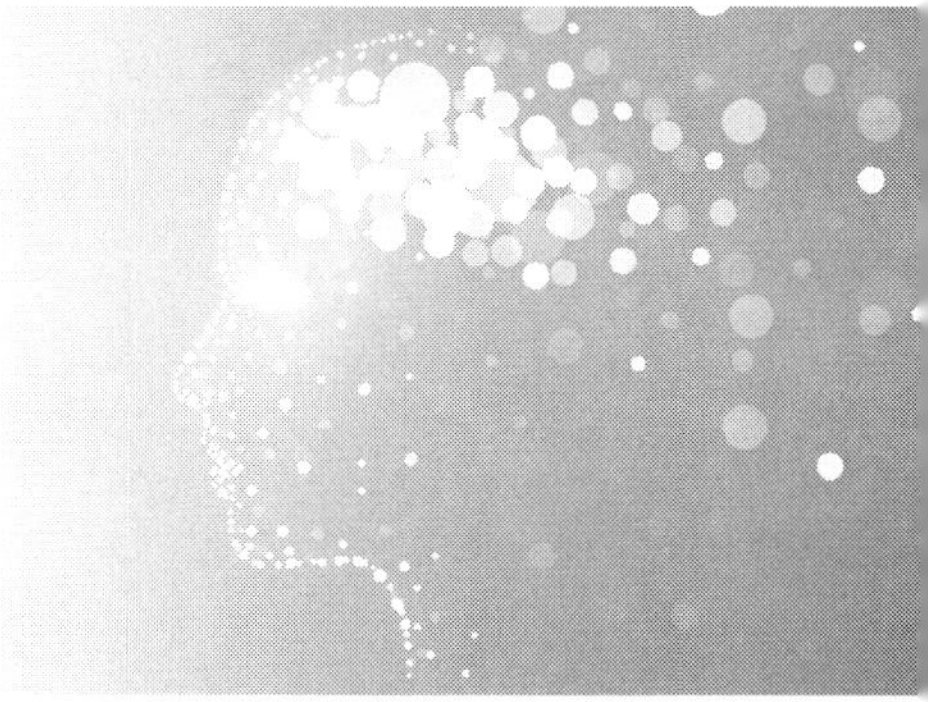

金城君：和田さん。留学の準備は順調なの？

和田さん：私はJ1 clinicalビザの取得を考えているのでいまは必要書類を送って日本政府からの政府証明書を待っているところ。政府証明書が送られてきたら、それをＥＣＦＭＧといって外国人医師に対して米国での研修資格を認定する団体宛てに送ってＤＳ２０１９という滞在証明書を発行してもらって、それでようやくビザを発給してもらえるの。

金城君：医学留学するためのビザは何種類もあるの？

和田さん：大まかに言って交流訪問者ビザであるＪ１ビザと特殊技能職ビザであるＨ１ｂビザがあるわね。Ｊ１ビザは、研究留学でも使用されるビザで、研究用のJ1 researchビザだったら研究機関にＤＳ２０１９を発行してもらうことになるので政府証明書は必要ないの。臨床用のJ1 clinicalビザの場合は、ＤＳ２０１９を発行するのはＥＣＦＭＧだけど、USMLE step2まで合格して、ECFMG certificateを取っていることが必要になるわね。基本的にトレーニングのためのビザなので指導医にはなれないし、米国で指導医としての就職や永住などを考えて、H1bなどの移民ビザや永住許可証Green Cardを取得したくてなってもその前に二年間母国に帰国する義務「二年ルール」があることなどが欠点ね。その点、H1bビザには「二年ルール」はないけれど、USMLE step3まで合格している必要があるし、H1bビザでの研修をうけ入れている病院が限られていることなどの欠点があるの。

金城君：なるほど、ビザにも特徴があるから、自分の目的に合ったものを選ぶ必要があるんだね。決まった期間の研修が目的ならJ1ビザでよさそうだ。

古賀先生：それが途中で気が変わって米国での就職や永住を考えたり、初めからGreen Cardの取得を考えて渡米したりする場合があるから、そこで苦労することになるんだ。実はJ1 waiverという方法があって、医療過疎地などで働くことで二年ルールを免れることができる。ただし、ここでもう一つ問題があって、もし、和田さんが指導医として米国での就職を考えた場合、米国での脳外科専門医資格を取るのには、七年間の脳外科レジデント研修を終えている必要がある。

和田さん：いろいろなハードルがあるんですね。私はいまのところは、臨床フェローとしての臨床研修を終えたら、帰国するつもりです。前回の精神外科のお話でもありましたが、日本で知られていない海外の医療を実際に経験して、持ち帰ってきたいです。

古賀先生：臨床留学の大きなメリットはそれだと思う。精神外科は日本では途絶えてしまった手技だ。是非、海外での現状を実際に見てきてほしい。

和田さん：かつて、日本は精神外科が非常に盛んだったとお聞きしました。かつての日本で何があって、途絶えてしまったんでしょうか？

古賀先生：そうだね。歴史を振り返るのは、現在を知るうえでとても大事なので、知っておいた方がいいだろう。日本において最初に精神外科を行ったのは新潟医科大学（のちの新潟大学医学部）の外科教授だった中田瑞穂で一九三八年のことだ。モニスたちが最初の精神外科を行ったのが、一九三五年だからその三年後のことだよ。中田が最初に行った精神外科手技は実はロボトミーではなく、前頭葉切除ロベクトミーだったんだ。一九四一年までに五二例において手術を行って、その結果を報告したが、精神症状については効果が薄かったようで、後にロベクトミーではなく、ロボトミーを行うようになった。こうして、日本の精神外科は始まり、一九四〇年代末から一九五〇年代初頭にピークを迎える。特に多くのロボトミーを行ったのが、精神神経科医の廣瀬貞夫だ。第二次世界大戦中の軍医勤務中に外科手術の経験があった廣瀬は、東京都立松沢病院において、手術のための準備を整え、一九四七年に三四歳男性の破瓜型統合失調症患者に最初のロボトミー手術を行った。廣瀬は後に日本医科大学の精神神経科教授となって精神外科を続けた。当初はフリーマンたちの標準式ロボトミーを行っていたんだけれども、後に眼窩前頭部に切截を限定する方法を採用した。さらに、スコヴィルの眼窩皮質白質切截術orbital undercuttingをさらに限局した截切方法に改良し、廣瀬式眼窩下内側面皮質下白質切截orbito-ventromedial undercutting（Hirose）という手法を編み出すなど新しい術式を編み出している。さらに廣瀬とともに多くの精神外科を行ったのが、札幌医科大学の精神神経科教授の中川秀三で、当時、日本では多くの精神神経科医が精神外科を行っていたんだ。

金城君：脳神経内科医だったエガス・モニスは脳神経外科医のアルメイダ・リマと、同じく精神神経科医のウォルター・フリーマンは、経眼窩式ロボトミーを編み出すまでは、脳外科医ジェームズ・ワッツと精神外科を行っていたんですよね。日本では精神神経科医だけで脳の手術を行っていたんですか？

古賀先生：まあ、当時の日本では脳神経外科という専門分野は確立していなかったからね。脳神経外科が専門領域として確立していくのは日本脳・神経外科研究会が結成されたり、脳神経外科学講座が各大学に設立されていく、一九四〇年代末から一九五〇年代初めのことで、それまでは脳を専門に手術する科というのはなかったんだ。日本でも外国と同様に定位脳手術が開発されていくんだけど、それを導入したのも脳外科医ではなく、順天堂大学の教授となる脳神経内科医の楢林博太郎だ。楢林は、一九五一年から独自に開発した装置を用いて定位脳手術をはじめた。当初は、ロボトミーの代替となる精神外科治療の開発を目指していたのだけれども、精神疾患に対してはあまり効果がなく、パーキンソン病などの不随意運動症に対して効果が高かったことから、不随意運動症の治療に用いられることになった。こうして楢林によって導入された定位機能外科はさまざまな神経疾患や精神疾患に応用され、一九六二年に現在の日本定位・機能神経外科学会の前身である日本定位脳手術研究会が設立された。ここで暴力性の行動障害などにたいする楢林の扁桃体破壊術、東大脳外科教授佐野圭司の視床下部破壊術など定位脳外科手術の精神外科が開発されていった。

和田さん：日本でも海外と同じようにロボトミーから定位機能外科へと流れが続いていくんですね。それがなぜ、現在では定位脳外科手術も含めて、精神外科一切がタブーとなってしまったんでしょうか？

古賀先生：それには、当時盛り上がった大学紛争が関わっている。大学紛争というのは、一九六〇年台末に起きた大学を中心とする若者の体制への抵抗運動で、たとえば、全共闘による東京大学安田講堂占拠なんかは有名だね。当時の大学紛争の一環に精神医療の改革運動があって、東京大学精神科の中で、改革運動派「精医連」のグループが分かれ、精神科入院病棟を占拠して自主管理する動きが起きた。これによって東大当局側の医師たちは、病棟から締め出され、外来診療しかできなくなったので「外来派」と呼ばれた。こんな状況が一九六九年から一九九四年までなんと二五年間も続いたんだ。これが世にいう赤レンガ闘争だ。

金城君：教室内での対立が二五年も続いたんですか？　そんな時代があったんですね。

古賀先生：そうなんだ。まずそういう時代背景があったことを知っておいてほしい。そのような対立状態の中で、一九七一年に病棟を占拠していた精医連側の医師だった石川清が、外来派つまり東大当局側の指導教授臺弘の人体実験を告発した。その内容というのが、二〇年前の一九五一年に発表した研究において、ロボトミー手術をうけた患者の脳組織を本人の同意を得ずに採取していたというもので、これがいわゆる臺実験だ。この告発に対し、日本精神神経学会は、一九七三年にこの臺実験を患者の人権を軽視した容認しがたいものだと結論した。この告発を機に精神外科批判の流れが始まっていった。日本精神神経学会はさらに、一九七五年の学会総会で「精神外科を否定する決議」がされた。これは、「精神外科とは、人脳に不可逆的な侵襲を加えることを通して人間の精神機能を変化させることをめざす行為である。かかる行為は，医療としてなされるべきではない」という宣言でこの決議には、精神外科が悲惨な結果を残したこと、さらには保安処分として精神外科が利用される可能性があることなどが理由とされた。ただし、ここでいう悲惨な結果については、医学的に十分に検証されたとは言いがたいようだね。また、保安処分というのは、精神障害のある犯罪者などに再犯防止などのために精神外科が施されるという危険性のことだ。当時は精神障害犯罪者に対し、実際に精神外科手術が行われることはあったようなので、これはあながち可能性だけの話ではない。

和田さん：犯罪者や暴力行動に対して、脳の手術で再犯防止して治安を維持するってディストピアのイメージがあって、怖いですね。精神病棟での負担を軽減するために適応が拡大されたり、精神障害犯罪者に適応されたりと実際に起きてきたことを考えると、確かにそうかもと思わせる点もありますね。

古賀先生：とはいっても、保安上の理由ではなく、患者に必要な医療行為であれば、犯罪者でもうける権利はある。この治療の適応の問題は、ロボトミーから定位脳外科手術に変わったとしても重要な課題だね。こうして、精神医療改革の流れの中で、精神外科治療もその対象とされたこと、当時、主に精神外科を担っていた精神神経科医の学会によって、精神外科が否決される決議が採択されたことなどによって精神外科批判の流れができていった。問題はその批判の対象に定位脳外科手術が含まれてしまったことだ。実際に暴力性の精神障害に対し、定位脳手術を行っていた脳外科医の佐野圭司は、主催した脳外科の国際学会に精神科の活動家が乗り込んで抗議活動を行ったり、公開討論会の挙句に精神外科を行わないという確認書を取られたりといったことがあったらしい。こうして「佐野の三角」で海外にも知られた治療法が国内では封じられた。こうした批判の中で定位脳外科手術も含めて、精神外科自体が行われなくなっていった。この流れは現在まで続いている。

金城君：一九七〇年代から現代にいたるまで進歩が止まってしまったわけですね。しかし、前お聞きしたようにそれから半世紀近く海外では、手術法が開発され続けてきたわけですよね。一九七〇年代当時とは、手術技術も精神科医療の状況も変わってきていると思うんですが、こんなに長く否定され続けているのはなぜなんでしょうか？

古賀先生：このマイナスイメージが医学界だけでなく、一般社会まで及んでしまったことが大きな原因ではないかと思う。一九七〇年代に、札幌、名古屋、秋田、青森などで精神外科後の後遺症についての訴訟が起きた。当時としてはこうして医療裁判が起きること自体が珍しかったことを考えると、やはり精神外科に対する負のイメージを形作る影響はあったろう。さらには、まえにもデルガードのスティモシーバーの時に少し話があったけれども、手塚治虫のブラックジャックにおいて、ロボトミーを扱った回について抗議運動が起きた。内容は脳性マヒに対して、脳に電流を流すというもので、適応も手術方法も創作だったんだけれども、その手術名をロボトミーとしたことが問題だった。これがロボトミーを美化しているんじゃないかと脳性マヒの障害者団体やロボトミー被害者の支援団体から抗議をうけて、出版社と手塚は一九七七年に全国紙に謝罪文を掲載する騒ぎとなった。これで、スティモシーバーなどの脳手術を扱った他の回も単行本には収録されずに幻の作品となってしまったんだ。

和田さん：その話は聞いたことがあります。漫画にも抗議運動が起こるくらいデリケートな話題になっていたんですね。

古賀先生：そうだね。ブラックジャックと言ったら大人気漫画だから、社会に対する影響は大きかっただろうね。さらに、世の中に大きな衝撃を与える事件が起きた。それがロボトミー殺人事件だ。

金城君：ロボトミー殺人事件！　どんな事件でしょうか？

古賀先生：一九七九年に一五年前に精神外科をうけた患者が、主治医の家族を殺害するという事件が起きた。これがロボトミー殺人事件だ。加害者は、三五歳の時に妹宅で暴れて逮捕された際に精神病質と診断され、精神科病院に措置入院となり、精神外科を施術された。この時にされた手術は、前部帯状回切除チングレクトミーだ。英国の脳外科医ヒュー・ケアンズなどによって編み出された精神外科の一種で正確にはロボトミーではないんだけど、一般にロボトミー殺人事件として知られている。加害者はもともとスポーツライターとして働いていたのだけれど、手術後に意欲の減退などから仕事ができなくなり、スポーツライターを辞めた。その後は、語学を生かしてフィリピンで働くなど他の仕事をしていたが、一九七九年九月に主治医を殺して、自殺しようと考え、主治医宅に押し入った。しかし、主治医は不在だったために義母と妻を殺害し、逮捕された。求刑は死刑だったが、裁判では精神外科手術の当否が問われ、一審の東京地裁、控訴審の東京高裁、上告審の最高裁でも量刑を無期懲役に減じる判決を出した。この悲劇が世の中に大きな衝撃を与えて、精神外科のマイナスイメージを広めていった。

和田さん：なるほど、精神外科のイメージが形作られるのには医学上の理由のほかにも、大学紛争などの政治上の理由、患者支援団体などの活動や悲惨な事件の勃発など社会的な理由の影響もありそうですね。これからも海外で行われている精神外科が日本に導入されることはないのでしょうか?

古賀先生：それが近年日本国内でも精神外科を見直そうという動きはあるんだ。一九六二年に設立された日本定位脳手術研究会は、一九九七年に日本定位・機能神経外科学会と改称し、精神疾患から離れて、不随意運動症の治療を専門としてきたんだ。それが、倫理的な配慮をした上で精神外科の実施について検討するため、外部有識者、精神神経科医師を含めた「精神疾患に対する機能神経外科治療の検討委員会」を立ち上げて取り組みはじめた。日本ではいまだに精神外科は標準治療として承認はされていないが、国内ではいくつかの施設でトゥレット症候群に対する脳深部刺激療法はされている。

金城君：なるほど、半世紀近くされてきた精神外科の封印も解かれるかもしれないんですね。

古賀先生：実際に精神外科が再開されるのかどうかは、まだ検討中で分からないけれども、見直される時期がきているんじゃないかな。現在の精神外科といえば脳深部刺激療法などの定位脳外科手術のことで、かつてのロボトミーとは全く別の手術だ。精神外科というと一般にロボトミーの印象が強いので、ロボトミーが再開されるんじゃないかと誤解をされそうだけれども、決してそういうわけではないんだね。内包前脚破壊術などの定位脳深部破壊術は、脳への侵襲を最小限度にするように編み出されてきた手術だし、最近では、頭を手術することなく放射線や超音波で治療するガンマナイフや集束超音波などより低侵襲な手術方法も開発されている。脳深部刺激療法については、電極を刺すだけなので、脳組織の破壊はほとんど引き起こさないし、刺激をとめれば、基本的にもとの状態に戻せる可逆性や症状に応じて刺激を調整できる調節性が大きなメリットだ。現在の精神外科はかならずしもかつて「精神外科を否定する決議」で言われた「人脳への不可逆的な侵襲」ではなくなってきているんだ。実際に海外で治療の恩恵をうけている患者がいる以上は、治療としての妥当性を検証するべきだと思うし、正当な治療なら導入を考えるべきじゃないだろうか。

8．不随意運動症を手術する！

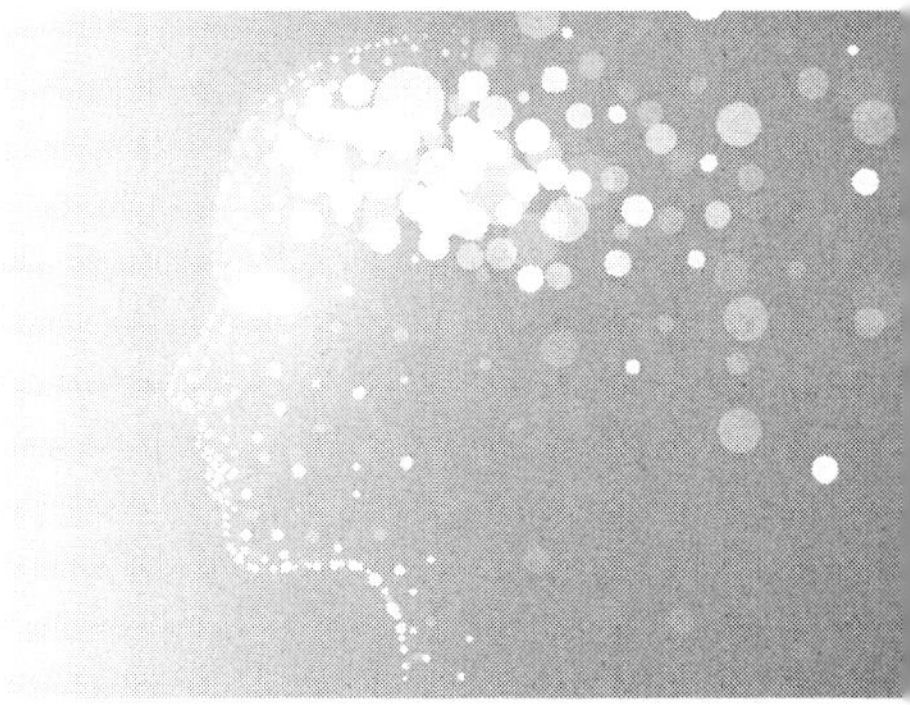

和田さん：金城君、今日の脳深部刺激療法は、手術室に一〇時に集合ね。

金城君：了解です。今日の脳深部刺激療法はパーキンソン病に対する手術だね。

古賀先生：今日は二人お揃いで手術かな？

和田さん：脳深部刺激療法の時は、脳外科と脳神経内科の大学院生で術中の微小電極記録と試験刺激中の症状の評価をするんです。

古賀先生：脳深部刺激療法中に正確な位置の同定のために行う微小電極記録は、大脳基底核の電気活動を測定する貴重な機会だね。前回は精神疾患に対する脳深部刺激療法の話をしたけれども、現在において、最も用いられているのは不随意運動症の治療としてだからね。

金城君：そうですね。不随意運動症の脳深部刺激は、見た目にも効果がすぐ現れるから、分かりやすいですね。

古賀先生：不随意運動症の治療は、運動の制御がどのように行われているかという脳の機能が解明されてきたことで開発されてきた歴史がある。不随意運動症の外科治療はもともと運動野皮質を除去したり、運動繊維を断ち切る手術だったんだ。近代脳神経外科の父ビクター・ホースリーが一八九〇年にアテトーゼに対して、運動皮質の除去を行った。この運動皮質の破壊は米国の脳神経外科医ポール・ビューシーも不随意運動症の治療として一九三〇年代から報告している。ビューシーと言えば、心理学者のハインリッヒ・クリューバーと報告した「クリューバー・ビューシー症候群」でも有名だね。

金城君：扁桃体を含む両側側頭葉損傷で「精神盲（視覚失認）」「口唇傾向」「変形過多」「情動行動の変化」「性行動の変化」「食事習慣の変化」などの特異な行動障害が起こる現象ですね。

古賀先生：その通り。その後は、米国の脳神経内科医であり脳外科医でもあるトレーシー・パットナムが不随意運動症の治療に脊髄の運動繊維を遮断する方法を一九三〇年代に開発し、米国の脳外科医アーサー・アール・ウォーカーが、一九四九年にヘミバリズムの治療として大脳脚切断術を発表し、これをパーキンソン病の治療にも応用した。

和田さん：大脳脚と言ったら中脳の運動繊維の通り道ですね。運動皮質を切除したり、運動繊維を遮断するような手術で麻痺は出なかったんですか？

古賀先生：麻痺を出すくらいでなければ、効果がでないと考えられていたんだね。麻痺と不随意運動症が軽減する妥協点を見極めるのが大事だとされていたわけだ。この運動繊維を断ち切るという方法は当時、不随意運動症の治療の主流だった。

金城君：不随意運動症を治療するために麻痺を出すというのは本末転倒のような気がしますね。

古賀先生：当時は、運動の制御を行う錐体外路や大脳基底核というものがよくわかっていなかったからね。それが、運動制御に大脳基底核が重要な働きをしていることが分かってくると、大脳基底核が治療のターゲットとなっていった。米国の脳外科医ラッセル・マイヤーズは、外傷で両側の腹側線条体が損傷された患者の意識が保たれているのを見て、同部位が意識を保つのに必須ではないことが分かった。その後、一九三九年に脳炎後のパーキンソン症候群を来たしていた二六歳の女性に対して、脳室経由で尾状核の前部三分の二を切除し、振戦を改善させた。マイヤーズはその後、一〇年で五八例の手術を行い、六九％に改善が見られたと報告した。これから、大脳基底核が手術の標的となり、フランスの脳外科医ジェラルド・ギオたちは、レンズ核ワナの破壊術を開発していった。また、偶然の発見から大脳基底核に注目していったのが、米国の脳外科医アービング・クーパーだ。クーパーが、一九五二年に脳炎後に振戦と固縮を来たした三九歳の男性患者に対して大脳脚切断術を行っていた際に誤って、前脈絡叢動脈を損傷してしまい、クリップを用いて閉塞した。結局、大脳脚切断術は行わなかったのにも関わらず、患者は、運動感覚障害は来たさずに、振戦や固縮が改善した。クーパーはこの経験から、前脈絡叢動脈の閉塞が淡蒼球内側の梗塞を引き起こし、振戦や固縮の改善につながったと考えて、以後、進行性パーキンソン病に対して、前脈絡叢動脈閉塞術を行い六五％において著名な改善を認めたと報告した。

和田さん：ちょっと待ってくださいよ。前脈絡叢動脈の梗塞では、対側の麻痺、感覚障害と同名半盲をきたすことが有名です。そんなうまいこと淡蒼球なんかに梗塞をきたすものなんでしょうか？

古賀先生：そうだね。前脈絡叢動脈は、内頚動脈から分岐して、外側膝状体や内包後脚などを栄養する。このために、この血管の閉塞は、対側の麻痺、感覚障害と同名半盲などをきたすということが、一九三三年に、オーストラリアの解剖学者アンドリュー・アーサー・アビーによって報告された。いわゆるアビー症候群だね。そこからすると、確かにクーパーの説には少し違和感がある。実際に前脈絡叢動脈の支配域は個人差が大きくて、中には麻痺を来たしたり、結果も一定しなかったりと問題もあったらしい。そこで、クーパーはこの効果の不安定さを補うために、前脈絡叢動脈の閉塞ではなく、直接的に淡蒼球にアルコールを注入して破壊するchemopallidectoyという方法を一九五三年に開発した。さらには、振戦に対して視床を破壊する方法も開発している。こうした大脳基底核の直接的な破壊を行う上で、重要となってきたのが定位脳外科手術だ。人に対して最初の定位脳外科手術を開発したのは誰だったか覚えているかな？

和田さん：それは、前回の「ロボトミー以降の精神外科」の時にお話がありました。米国の神経生理学者アーネスト・シュピーゲルと脳外科医のヘンリー・ワイシスが、一九四七年に開発したんでしたね。

古賀先生：この手術法の開発が、不随意運動症の治療には革命的な進歩をもたらした。この時期にいろんな手術法が開発されたわけだ。淡蒼球に対する定位脳外科手術が発達したのが一九五〇年代の前半だ。特に、この淡蒼球手術で有名なのが日本の脳神経内科医の楢林博太郎だ。一九五一年にプロカイン入りオイルワックスを注入して淡蒼球の破壊術を行い、アテトーゼの治療を行ったのが最初だね。その後、この淡蒼球の破壊術を用いて、パーキンソン病の治療を行った。

和田さん：確か、日本に定位脳手術を導入した先駆者でしたね。

古賀先生：よく覚えていたね。偉大な日本の先人の業績だから是非覚えていてほしい。その後は、多くの脳外科医が淡蒼球手術を開発していった。さらに、一九五〇年代初めにドイツの病理学者ロルフ・

ハスラーによって、淡蒼球内節から視床腹外側に出力路があることが示された。この結果をもとに、ハスラーはドイツの脳外科医トラウゴット・リーヘルト、フリッツ・マンディンガーとともに視床腹外側の破壊術を開発した。さらに、先ほども話のあった前脈絡叢動脈閉塞術やchemopallidectoyを開発した米国の脳外科医アービング・クーパーも、同時期に視床破壊術を報告した。これらの結果から、視床破壊術は、むしろ振戦の抑制に効果が高いということが分かったんだ。

和田さん：パーキンソン病に対する淡蒼球破壊術や振戦に対する視床破壊術はいまでも施行される手技ですからね。この時期に開発されてきたわけですね。

古賀先生：そう、この時期に、定位破壊術が発展し、ターゲットもみつけられていったわけだ。あと、手術手技の発展という意味では、フランスの神経科学者デニス・アルベ・フェサールたちによって一九六〇年代初めから導入された微小電極記録法も忘れてはいけないね。これによって、大脳基底核の電気活動を測定できるようになり、手術の精度が向上した。ただし、時を同じくして一九六一年パーキンソン病治療においては革命的なことが起こる。何かわかるかな？

金城君：それは分かります。レボドパ製剤の開発ですね。

古賀先生：スウェーデンの薬理学者アルビド・カールソンは、ドパミンの前駆体であるレボドパの投与によって、パーキンソン病の症状が劇的に改善することを示した。これによって、二〇〇〇年にノーベル生理学・医学賞を受賞している。このレボドパの登場によって、定位機能外科は需要を失い、廃れてしまっていくわけだ。

和田さん：外科治療が廃れて、薬物治療に流れてしまったわけですね。確かに薬物治療が効けば、脳の手術なんかうけたくはないでしょうからね。それでも、現在はレボドパに加えて、ドパミンの効果を強めるドパミンアゴニストなどさまざまな薬物治療の選択肢があるのに、依然、外科治療は広く行われていますよね。

古賀先生：治療に革命を起こしたレボドパ製剤だけれども、長期間使い続けていると、薬が効かない時間帯が出現するウェアリングオフや勝手に体が動き出すジスキネジアなどの運動合併症をきたすことが分かってきた。そこで、スウェーデンの脳外科医ラウリ・ライティネンが後腹側淡蒼球の破壊術がパーキンソン病の症状改善のみならず、レボドパの運動合併症にも有効であることを一九九二年に発表した。これが再び外科治療が見直されるきっかけとなった。さらには一九八〇年代半ば以降、定位機能外科が破壊術以外の用い方をされるようになってきた。そのひとつが神経細胞移植だ。

和田さん：神経細胞移植と言えば、パーキンソン病に対するｉＰＳ細胞の移植がニュースになっていましたね。

古賀先生：ｉＰＳ細胞というのは、皮膚などの体細胞に複数の因子を導入することでさまざまな組織に分化する能力と増殖する能力を持つ多能性幹細胞に変化させる技術で、induced pluripotent stem cellを略してｉＰＳ細胞と呼ばれる。日本の医学者山中伸弥によって開発された技術で、二〇一二年にノーベル生理学・医学賞を受賞したのは知っているね。成熟し分化した細胞が初期化できて多能性をもたせられるという衝撃的な発見だったけれども、ｉＰＳ細胞を用いて誘導したドパミン神経前駆細胞を移植してパーキンソン病の治療を行うという試みがされているね。

金城君：しかし、一九八〇年代にｉＰＳ細胞はありませんよね。何が移植されたんですか？

古賀先生：一九八五年にスウェーデンの脳外科医エリック・オロフ・バックランドによって、副腎髄質細胞がパーキンソン病患者の線条体に移植された。残念ながらこの手技は途絶えてしまったんだけれども、一九八八年に、スウェーデンの脳外科医スティグ・レンクローナによって、パーキンソン病患者に対して中絶胎児の中脳組織の移植が行われた。これはかなり期待された治療法で二重盲検試験まで行われたけれども、残念ながら、移植群と非移植群で全体的な有意差は示せなかった。しかし、六〇歳以下の症状の軽い群では有効性が認められたんだ。とはいっても、胎児由来の組織を使うのは倫理的な問題もあるし、一人分治療するのに四〜一〇体分の胎児が必要なことやドパミン神経細胞の保存の問題などいろいろと課題は多かったわけだ。

金城君：なるほど。ｉＰＳ細胞での治療がうまくいけば、それらの課題が解決できる可能性がありますね。それは期待が膨らみますね。

古賀先生：そうだね。是非うまくいってほしいものだね。あともう一つ、この時期に定位機能外科が見直されるきっかけとなった大きな出来事は、完全埋め込み型の刺激装置が開発されたことだ。もともと脳深部の電気刺激の試みは一九四〇年代末からされてはいたものの、ずっと埋め込むことはできなかったため、破壊術を行う前に一時的に効果や部位を確認するという意味合いが強かった。それが、この埋め込み型装置の発明によって、脳を破壊せずに、慢性的に刺激することで破壊術と同様の効果を得る脳深部刺激療法が発達した。

金城君：そうでした。メドトロニック社が開発したんでしたっけ？

古賀先生：米国のエンジニアだったアール・バッケンとパーマー・ハーマンズリーによってミネソタ州に一九四九年にメドトロニック社は設立された。もともと心臓ペースメーカーの会社だったんだけれども、一九七〇年代から脳深部刺激装置の開発に取り組み、一九八〇年代にフランスの脳外科医アリム・ルイ・ベナビッド、脳神経内科医ピエール・ポラックとともに現代式の完全埋め込み型の刺激装置を開発した。この二人がこの後の治療法の進歩に大きくかかわっている。ベナビッドとポラックは一九八七年から、パーキンソン病や振戦に対する視床腹中間核の脳深部刺激療法を報告し、広く行われるようになった。また、脳深部刺激療法を世界中に普及させたのが、やはりこの二人によって報告されたパーキンソン病に対する視床下核の脳深部刺激療法だね。視床下核は破壊するとバリズムの副作用が出ることから、破壊術のターゲットとしては避けられていたんだ。それが、ＭＰＴＰ（１－メチル－４－フェニル－１，２，３，６－テトラヒドロピリジン）を用いたパーキンソン病の動物モデルにおいて、視床下核の破壊や電気刺激がパーキンソン症状を改善させることが分かってきた。

金城君：ＭＰＴＰってなんですか？

古賀先生：ＭＰＴＰというのは、神経毒の一種で、ドパミン細胞の脱落を起こすことから、摂取するとパーキンソン病様の症状を引き起こす。これは麻薬中毒患者が、自分で誤って作った合成麻薬を用いたところ、パーキンソン病様症状を呈したことから一九七九年に発見されたんだ。いまでもパーキンソン病のモデル動物を作るのに使用されている。

和田さん：合成麻薬を作ろうとして神経毒ができてしまったっていうのも怖い話ですね。でも、そうやってパーキンソン病のモデル動物が作れるようになったことで治療も進歩したんですね。

古賀先生：その通りだよ。この動物実験の結果をもとに、一九九三年、ベナビッドとポラックはパーキンソン病の視床下核刺激療法を行った。これが最も効果のある治療として、今日世界中に広まっているのは知っての通りだよ。

和田さん：なるほど、ベナビッドとポラックは、視床と視床下核の脳深部刺激療法の普及に大きな役割を果たしたわけですね。淡蒼球内節の刺激はどうでしょうか？　今日では、パーキンソン病とジストニアにおいて、用いられていますけれども。

古賀先生：淡蒼球の刺激療法を開発したのはスイスの脳外科医ジャン・ジークフリートで一九九四年にパーキンソン病に対する淡蒼球刺激療法を報告した。さらに、淡蒼球刺激は、ジストニアの治療にも用いられるようになっていった。一九九九年にスイスの脳外科医ヨアヒム・クラウスやトルコの脳外科医セルタク・イスレケルによって頸部ジストニアに対する淡蒼球刺激療法が報告され、同じく一九九九年にフランスの脳外科医フィリップ・クーベスや、カナダの脳外科医アンドレス・ロザーノ、脳神経内科医ラジーブ・クマールたちのグループによって、全身ジストニアに対する淡蒼球刺激療法が報告された。こうして今日の脳深部刺激療法へとつながってくるわけだよ。

金城君：最近では、手術をせずに、破壊術を行う方法も出てきましたね。

古賀先生：手術せずに破壊術を行う方法は主に二つある。一つがガンマナイフ、もう一つが集束超音波だ。どちらも頭の外からガンマ線もしくは超音波を集束させてねらった組織を破壊する方法だね。ガンマナイフを発明したのは、内包前脚破壊術やレクセルフレームを開発したスウェーデンの脳外科医ラース・レクセルで一九六〇年代のことだけれども、一九九〇年代以降にパーキンソン病に対する淡蒼球破壊や振戦に対する視床破壊の有効性が示されるようになってきた。また、集束超音波による破壊術は一九五〇年代に試みられてはいたんだけれども、画像技術が発達していなかった当時では、結局、開頭する必要があったんだ。それが、画像技術の進歩によりＭＲＩガイド下でより正確に標的をねらえるようになった。二〇一六年に、多施設ランダム化比較試験で本態性振戦に対するＭＲＩガイド下集束超音波による視床破壊術の有効性が示され、二〇一七年にはパーキンソン病の振戦に対する有効性も示された。このＭＲＩガイド下集束超音波治療は本邦でも承認されていて、今後治療の幅を広げてくれることが期待される。いままで見てきたように、不随意運動症の治療は、運動制御の仕組みがわかることで発達してきた側面があるし、逆に手術の結果から、運動の仕組みが解明されてきた側面がある。これからも、脳科学の進歩とともにますます発展していく分野だろうね。

9．てんかんを治療する！

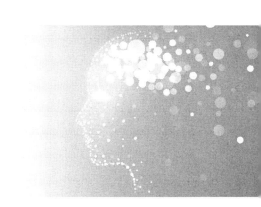

和田さん：金城君はまた、たくさんの調べ物をしているのね。この前、研究は一段落したところでしょう？　今度は何をしているの？

金城君：やあ、和田さん。てんかんの専門医資格を取ろうと思って、申請書類を準備しているところだよ。何せ五〇例分の診療症例をまとめなければならないので、大変なんだよ。

和田さん：そうなの。大変そうね。てんかん専門医の受験資格は厳しいの？

金城君：まずは申請資格としては、①三年以上てんかん学会の正会員であること、②現在てんかん診療に従事していること、③研修期間中に一回以上日本てんかん学会年次学術集会と日本てんかん学会地方会にそれぞれ出席していること、④種々の病型を含む五〇例の具体的なリストおよび症例詳細記述五例を提出すること。⑤てんかんの診療に関しててんかん学会の認定した認定研修施設に所属し三年以上の研修歴、あるいはそれに相当する研修歴があり、かつ、初期臨床研修期間あるいは基盤学会における専門医研修のための研修期間を含めて計五年以上であること。⑥基盤となる分野の専門医あるいは認定医などを有していること。などの条件を満たしてようやく専門医試験の受験資格が得られるから、それに合格したら晴れて専門医資格が得られるんだ。

古賀先生：てんかんは有病率が一〇〇〇人当たり五~八人、つまり一%弱程度とかなりのコモンディジーズだ。そのわりには、てんかん専門医の数は全然足りていないから、是非頑張ってほしいね。

和田さん：そんなに有病率が高いんですね！　そんなに多かったらなかなか専門医には診てもらえなさそうですね。

古賀先生：国もその事態を重く見て、二〇一五年から厚生労働省はてんかん地域診療連携体制整備事業を開始した。これは都道府県におけるてんかん支援拠点病院を指定し、地域における専門的な相談支援、医療機関や自治体との連携、てんかんに関する普及・啓発を行い、てんかん支援における地域連携体制を整備する事業を開始するという体制整備だ。今後、地域のてんかん診療の要となるてんかん専門医は需要が高まっていくだろう。

金城君：分かりました。頑張ります。それだけよく見る疾患ならてんかんの歴史も長そうですね。

古賀先生：たとえば、古代ローマの英雄ガイウス・ユリウス・カエサルこと英語名ジュリアス・シーザーもてんかんだったことが記録に残っている。マルクス・リキニウス・クラッスス、グナエウス・ポンペイウスとともに第一回三頭政治を行うけれども後にポンペイウスと対決し、ルビコン川を越えてローマ内戦に突入する際の「賽は投げられた」とか、ゼラの戦いでの「来た、見た、勝った」、暗殺される際の「ブルータス、お前もか」などの言葉は誰でも知っているね。

金城君：もちろん。すごく有名ですからね。シーザーもてんかんの持病があったんですね。てんかん

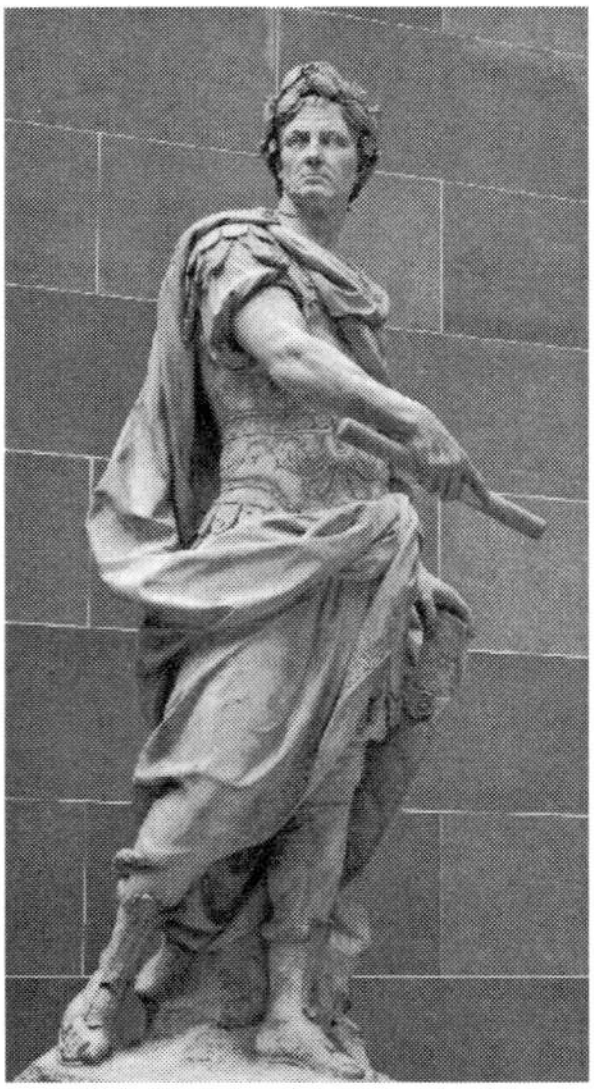

ガイウス・ユリウス・カエサル

（ローマ。紀元前100–44年）

英語名はジュリアス・シーザー。古代ローマの将軍、政務官。第一回三頭政治と内戦を経て、終身ディクタトルという地位につき、独裁的権勢をふるった。てんかんの持病があった。

発作とも闘いながら多くの戦いに勝利して、ローマ繁栄の礎を築いたわけですね。そう考えたら見方が変わりますね。

古賀先生：他に歴史上の人物としては、フランスとイギリスの一〇〇年戦争のヒロイン、ジャンヌ・ダルクにもてんかん説がある。ジャンヌは一三歳の時に神の姿を見て、その声を聴き、フランスを救う使命を授かったとされている。この神秘体験が今日精神医学的に解析されていて、側頭葉てんかんによる幻覚であった可能性があるとされている。

和田さん：ジャンヌのてんかん発作が歴史を変えたのかもしれないというのはなかなか面白い説ですね。

古賀先生：もちろん、脳波なんかで検査したわけではないから確かなことは

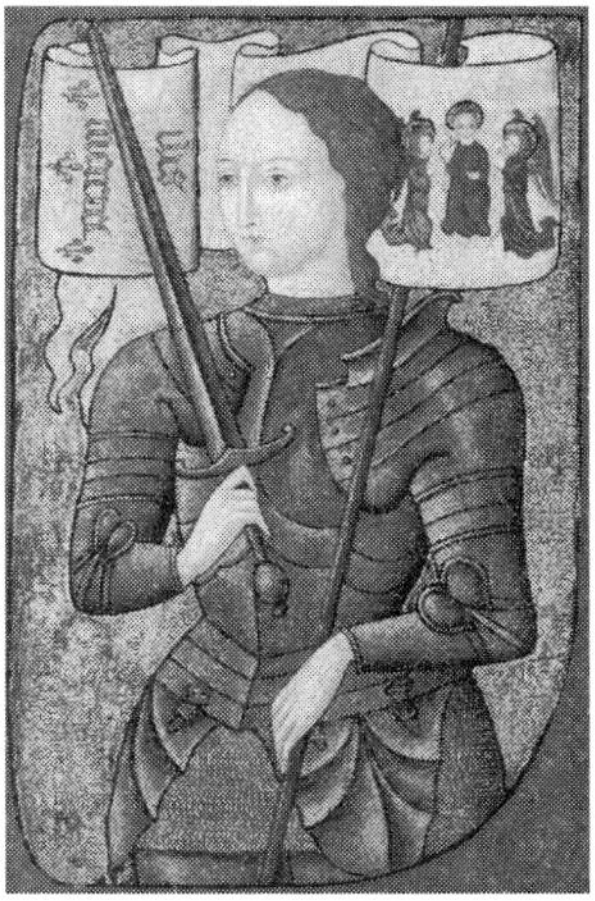

ジャンヌ・ダルク

（フランス。1412–1431年）

神の啓示を受けて、フランス軍に参戦し、英国との百年戦争で貢献した。「オルレアンの乙女」と呼ばれる国民的ヒロイン。19歳で火刑に処された。

言えないけれどもね。こんな風に精神医学などの見地から過去の人物の疾患などを探る学問を病碩学というんだ。他にてんかんだった有名人としてはロシアの文豪フョードル・ドストエフスキーなんかもそうだね。

和田さん：「罪と罰」や「カラマーゾフの兄弟」のドストエフスキーですね。

古賀先生：ロシアの国民的小説家だね。彼には恍惚感を伴う発作症状があって、以前から特発性全般てんかん説と側頭葉てんかん説があった。てんかん発作に関する描写は「白痴」や「カラマーゾフの兄弟」などにも見られていて、彼の著作に大きな影響を与えている。

金城君：確かにドストエフスキーの小説には、てんかんの描写がよく出てきます。そういういきさつ

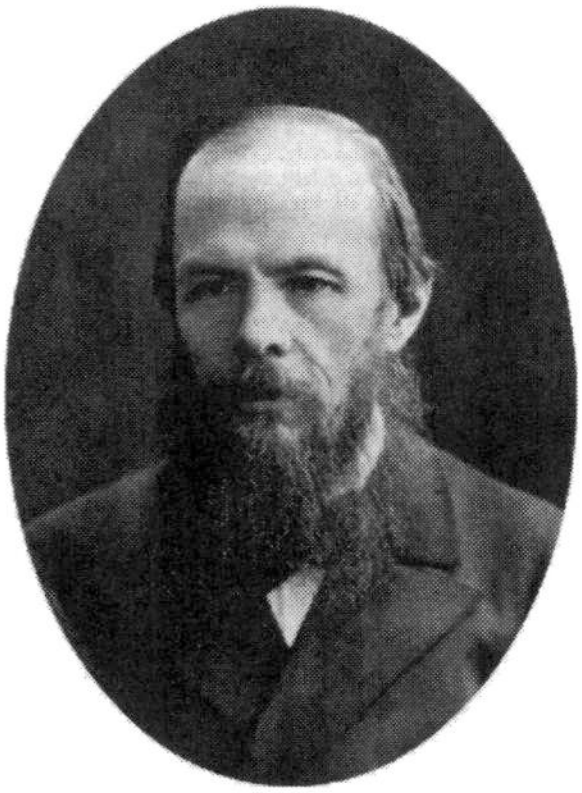

フョードル・ミハイロビッチ・ドストエフスキー

（ロシア。1821-1881年）

ロシアの文豪。代表作は「罪と罰」「白痴」「カラマーゾフの兄弟」など。恍惚感をともなうてんかん発作があった。

があったんですね。

古賀先生：てんかんが作品に影響を与えたと言えば、オランダの画家フィンセント・ファン・ゴッホもそうだとされているね。ゴッホは、たびたび幻覚やけいれんなどの発作を繰り返していて、自分の耳を切り落とすなどの奇行がみられたけれど、これも発作の影響とされている。持病については、統合失調症説やてんかん説など諸説あるが、いまではてんかんだったという説が有力だ。また、彼の作品にみられる空間知覚や視覚的な変容などにも発作の影響がでているとされている。

金城君：ゴッホのてんかん発作が創作活動の助けとなって、誰にもまねのできないような絵を描くもととなったかもしれないわけですね。これも面白い見方ですね。

古賀先生：日本では、世界的な博物学者にし

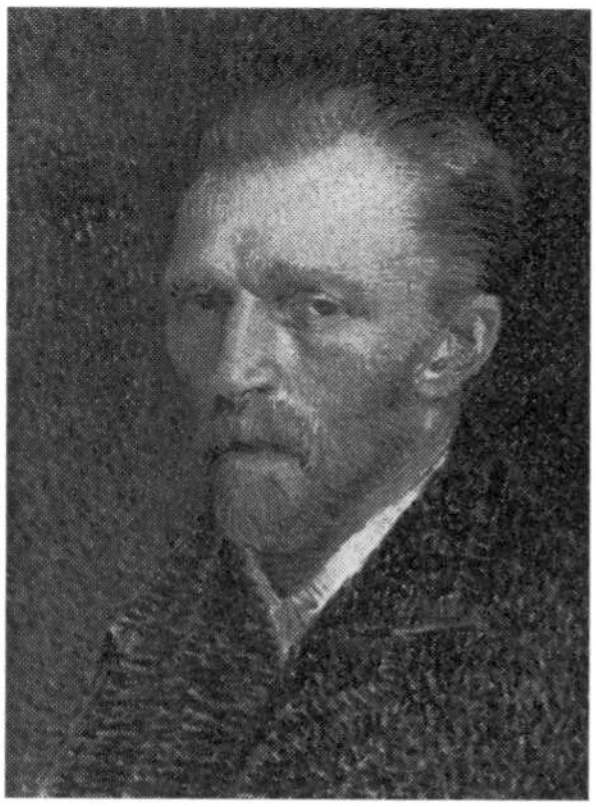

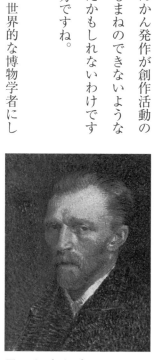

フィンセント・ファン・ゴッホ

（オランダ。1853-1890年）

ポスト印象派の画家。フォビズムや表現主義に影響を与えた。37歳で拳銃自殺した。

て生物学者にして民俗学者、南方　熊楠がいる。英語、フランス語、ドイツ語、イタリア語、ラテン語、スペイン語など十数か国語を解したと言われており、有名な科学雑誌「ネイチャー」誌に五一本の論文を掲載するという偉業をもちながら、たいへんな癇癪もちで奇行も目立ったようだ。

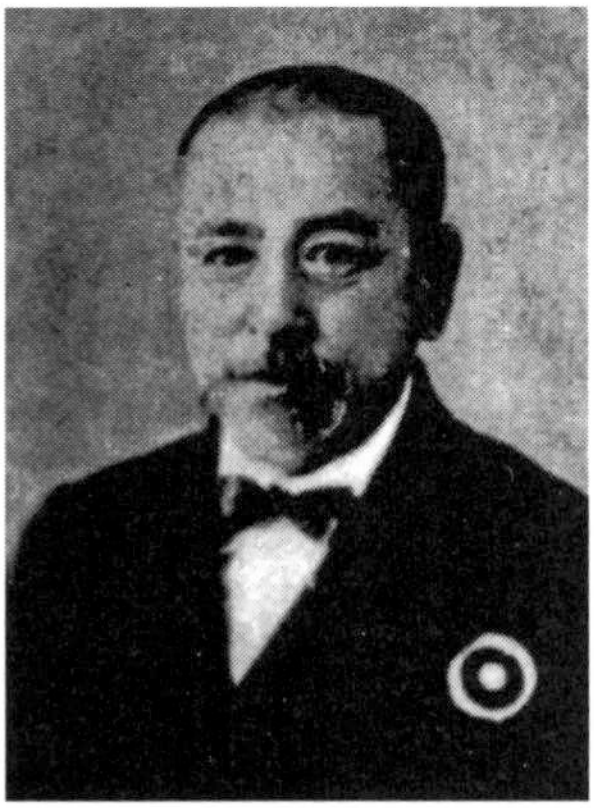

南方　熊楠

（日本。1867-1941年）

博物学者、生物学者、民俗学者。十数か国語を解し、ネイチャーに51本の論文を掲載した。右内側側頭葉てんかんを患っていたとされる。

金城君：ネイチャー!!　研究者が誰もがあこがれる雑誌に五一本も載せたんですか！　スーパーマンですね。

古賀先生：南方は、生前たびたび幻覚を見ていて、死後保存されている彼の脳を調査して右内側側頭葉てんかんを患っていたことが確認されている。南方はてんかん性放電により側頭葉の機能亢進状態となり、天才的能力を発揮したと考えられていて、このような状態をゲシュヴィンド症候群といううんだ。これは、神秘的・宗教的・哲学的関心が高いこと、過剰な書字、粘着的性質、迂遠なもってまわった言い回し、怒りや恐怖などの情動が過大となること、性欲の低下や倒錯、認知の強化を特徴とするもので、これはドストエフスキーやゴッホなどにも共通してみられる特徴だね。

金城君：てんかん発作で認知機能が強化されるなんてことが起こりうるんですね。このゲシュヴィンド症候群の特徴はいままで見てきた人たちにも当てはまりそうです。

古賀先生：とはいえ、これはあくまで、てんかんの例外的で特殊な側面を見ているに過ぎない。通常は、繰り返すてんかん発作で脳の機能は抑制される方が一般的だ。それに彼らの活躍をかならずしもてんかんに帰することはできないしね。てんかんにおける幻覚は時に神秘体験として、宗教的な見方をされることもあったのだけれども、逆に悪魔憑きとして、悲劇を招くこともあった。二〇〇六年に公開された「エミリー・ローズ」という映画は知っているかな？

和田さん：その映画は見たことがあります。確か、一九歳の少女エミリー・ローズが幻覚や異常行動を呈するようになり、医師はてんかんと診断しましたが、カトリックの神父さんは悪魔憑きと判断して悪魔祓いを行います。悪魔祓いは結果的に失敗して、エミリーは死亡してしまい、神父さんは起訴されて法廷で裁かれます。エミリーの症状が疾患に伴うものなのか、悪魔憑きだったのかが、法廷で議論され、本作の見どころになっていますね。

古賀先生：その映画で、何よりも衝撃的なのは、これがアンネリーゼ・ミシェルさんというドイツ人女性に実際にあった出来事にもとづいて作られているということだ。因みに悪魔憑き映画の不滅の名作「エクソシスト」も同名小説をもとに作られた作品だけれども、これも米国メリーランド州で一三歳の少年に起きた悪魔祓い事件がもとになっていて、これも疾患によるものだったのか、悪魔憑きだったのかは結論がでていない。いまも昔も宗教と医学の境界というのは難しい問題だよ。

金城君：最古の脳外科手術、穿頭術ももともとは宗教的な儀式でしたしね。以前、精神外科の歴史を見る際に、てんかんに対して、穿頭術などの手技が行われていたことは聞きました。てんかんと精神疾患の治療は関連が深いんでしたね。

古賀先生：てんかんが精神疾患なのか神経疾患なのかという議論自体がはじまったのが一七〜一八世紀で、そこから、一九世紀の近代てんかん学が始まっていくからね。てんかんの歴史は人類の歴史と一緒に始まったといっても過言ではない。古代において、てんかんは病気というよりも悪霊の憑依と考えられていた。まあ、現在においても悪魔祓いがされたりするわけだからこれは無理もないね。てんかんを初めて病気と考えたのが、ヒポクラテスだ。ヒポクラテスは、てんかんを「聖なる病」と記述し、脳に原因があるとした。彼は四体液説にもとづいて、脳の中で粘液が過剰になることが、てんかんを引き起こすとして、てんかんに対する穿頭術を行った。後にガレノスはヒポクラテスの説に、独自の理論を組み合わせて、濃くて冷たい体液、粘液、黒胆汁などが脳室に作られることでてんかんが引き起こされると考え、これらの排出のために穿頭術を行った。

金城君：そうでした。ヒポクラテスやガレノスが儀式的な意味合いで行われていた穿頭術を医学的な治療のために用いたんでしたね。てんかんについてもそうだったんですね。

古賀先生：それから中世にいたるまで、てんかんに対して穿頭術が行われていたのは、以前話したね。

スイスのエミール・テオドール・コッハーが一八九六年に開発したバルブ手術（開頭した後に、骨弁を縮小して、閉頭し頭蓋内の減圧を測る手術）もてんかんの治療のために行われた手技だった。

金城君：そうでした。てんかんと精神疾患の治療の歴史は関連が深いですね。

古賀先生：近代的なてんかん学の始まりは、英国の脳神経内科医ジョン・ヒューリングス・ジャクソンが始まりとされている。当時、全般性の発作を真性てんかんとして、身体の一部分がけいれんするような単純部分発作、現在の分類でいうところの焦点意識保持運動発作は「てんかん様発作」と呼ばれて、本来のてんかんとは別であると考えられていた。ジャクソンは一八六〇年代より多数の症例の観察からこの「てんかん様発作」つまり単純部分発作がてんかんの一形態であることを示した。この結果の一つが、いわゆる「ジャクソン・マーチ」だ。

和田さん：けいれんする身体の部位が脳の局在分布に沿って移動していくという有名な現象ですね。

古賀先生：そうそう。ジャクソンのこの功績から、こうした単純部分発作はジャクソンてんかんと呼ばれた。ジャクソンはこうしたけいれんの責任病変として中心溝前後の皮質ならびに線条体を想定していたようだ。さらには、けいれんだけでなく、「夢幻状態」や「精神自動症」などの症状が側頭葉病変と関連することを示した。これらを踏まえて一八七三年に「てんかんは、機会的、突然、過度、急激、そして局所的な灰白質の発射を意味する名称である」というてんかんの定義づけを行い、てんかんの疾患概念が確立した。これが近代てんかん学の幕開けだね。

金城君：「ジャクソン・マーチ」で有名なジャクソンですけど、てんかん学への貢献は大きかったわけですね。

古賀先生：ジャクソンのてんかんは皮質が起源であるという考えから、近代的なてんかん外科手術が始まった。一八八六年に英

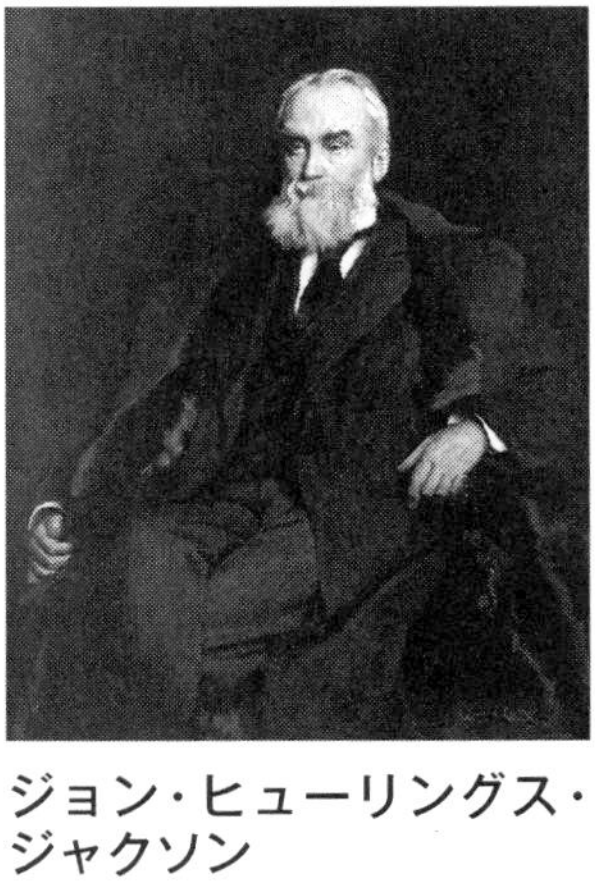

ジョン・ヒューリングス・ジャクソン

（英国。1835–1911年）

脳神経内科医。多数のてんかん症例研究を行い、「ジャクソン・マーチ」などを発見。てんかんの定義づけを行い、近代てんかん学の先駆けとなる。

国の脳外科医ビクター・ホースリーは、ジャクソンとともに脳の瘢痕や腫瘍などの病変を切除することでてんかん発作を抑制するてんかんの外科治療を開始し、皮質の切除でてんかんを治療しうることを示した。また、顔のけいれんから始まる発作を持つ患者で、脳表に眼に見える病変が見当たらなかった際に、術中の電気刺激で、顔と上肢の運動領域を同定して、切除範囲を決めた。初めて、手術中の脳電気刺激を行ったことでも知られているね。また、同時期に、てんかん発作に対して外科治療を行ったのが、スコットランドの外科医ウィリアム・マセウェンだ。マセウェンは、一八七九年に発作症状から左前頭部の髄膜腫の位置を同定して手術したのをはじめとして、発作症状と脳機能局在を駆使して病変の位置を同定し、てんかん患者の外科治療を行った。

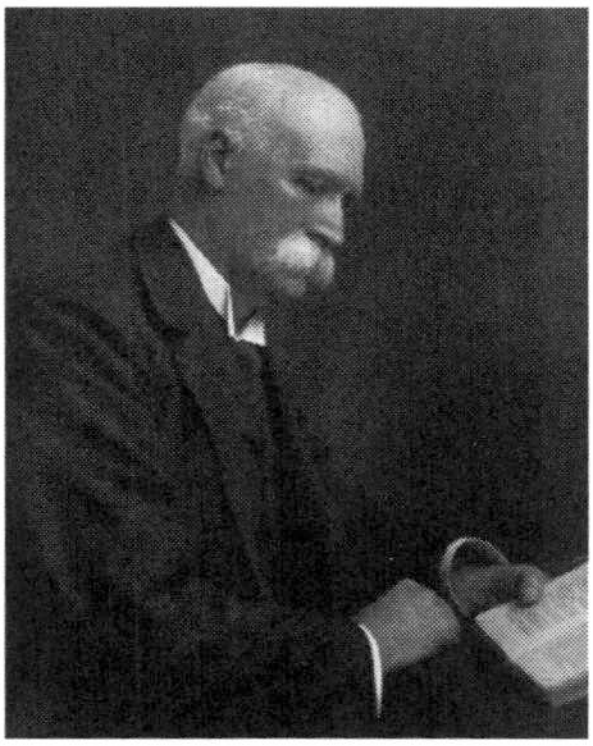

ウィリアム・マセウェン

（スコットランド。1848-1924年）

外科医。脳神経外科のパイオニアの一人。発作症状と脳機能局在を駆使して病変の位置を同定した。

和田さん：ホースリーが最初に手術中に電気刺激を行ったのは、以前にもお話がありましたね。脳電気刺激はてんかんの外科治療と深い関連があるんですね。

古賀先生：その通りだよ。この時期に特に術中の脳電気刺激を駆使して、てんかんの外科治療を行ったのが、前にも出てきたドイツの脳外科医フェドア・クラウゼとオトフリート・フェルスターだ。クラウゼは、脳神経内科医のヘルマン・オッペンハイムと協力して脳外科手術を行った。一九一〇年にジャクソンてんかん二九例に対する皮質切除の結果を報告し、八例で著名改善、四例が治癒したと報告している。クラウゼは、術中に電気刺激を行い、運動野の体性局在同定や発作症状を誘発して、焦点をみつけるために用いた。オトフリート・フェルスターはもともと脳神経内科医だったんだけれども第一次世界大戦の際に、大勢の神経学的な問題を抱える負傷兵をみて、その治療のために外科医になったそうだ。フェルスターは脊髄の皮膚支配領域デルマトームを発表したり、痙縮に対する脊髄後根遮断術や難治性疼痛に対する脊髄前側索切断術の開発など多くの貢献をしたのだけれども、てんかんの手術と術中電気刺激による機能局在研究でも知られていて、運動野の体性局在を示したクラウゼよりもさらに詳しく感覚野やローランド野外を含む機能マッピングを行った。さらには、同僚のハンス・アルテンバーガーとともに術中皮質脳波も記録し、一九三五年に発表している。これが人における皮質脳波の走りだね。

和田さん：ベルガーが一九二四年に脳波を記録してから、一一年後のことになるんですね。術中皮質脳波は現在においても、てんかんの外科でよく使われる手技ですが、フェルスターたちがはじめたんですね。確か、この時期に、米国の脳外科医ハーベイ・クッシングも術中の皮質電気刺激を行っていたんでしたね。

古賀先生：よく覚えていたね。クッシングの大きな業績は、電気刺激によって、中心後回に感覚機能があるということを示したことだ。一九〇九年に感覚症状を伴うてんかん患者の手術の際に、中心後回の刺激を行い、感覚症状を誘発させた。クラウゼたちが中心前回の運動機能を示し、クッシングが中心後回に感覚機能があることを示し、これをフェルスターがさらに詳細なマップを仕上げて、ヒトの中心前回は運動機能、中心後回に感覚機能があるという知見が確立していった。

金城君：そうした脳電気刺激がカナダの脳外科医ワイルダー・ペンフィールドのホムンクルスへとつ

ながっていくわけですね。

古賀先生：ホムンクルスというのは、もともとは、錬金術で作り出される人造人間のことなんだけれども、ペンフィールドが、発見した脳電気刺激による運動感覚野の体性機能局在を示した「脳の中の小人」としてよく知られているね。ペンフィールドは、米国のワシントン州スポケーンの生まれだ。プリンストン大学に入学してフットボールの選手として活躍するんだけども、さらにオックスフォード大学とジョンズ・ホプキンス大学で医学を学んだ。その後、オックスフォード大学で神経細胞の研究でノーベル生理学・医学賞を受賞した生理学者のチャールズ・シェリントンの下で学んだ。さらに、マドリードにおいて、神経系の構造研究でノーベル生理学・医学賞を受賞した神経組織学者サンティアゴ・ラモン・イ・カハルとその弟子デル・リオ・オルテガから神経組織診断を学び、さらに、ドイツのオトフリート・フェルスターのもとで、六ケ月滞在して、脳電気刺激やてんかん外科などの手技を学んで、一九二八年にカナダのマギル大学に移り、一九三四年に脳外科医のウィリアム・コーンとともに、モントリオール神経科学研究所を設立した。ここは、いまだにてんかんの治療の中心地だ。

和田さん：ペンフィールドは偉大な師匠たちに指導をうけていたわけですね。そうして脳電気刺激をもとに詳細な脳機能の地図を描いたのが、ペンフィールドの功績でしたね。

古賀先生：そうだね。ペンフィールドは、それまで研究の中心であった運動感覚野の詳細なマッピングを完成させたことに加えて、言語、記憶、高次脳機能などに対象を広げて機能局在研究を行った。さらには現在では側頭葉てんかんに対する標準的な外科治療である側頭葉切除術を開発したという功績もある。ペンフィールドは一九二八年から側頭葉てんかんの手術をはじめたんだけれども、当初は海馬や扁桃体などの内側構造の切除は行わなかった。しかし、それだと発作消失率が約五〇％程度であったために、一九五二年に脳外科医のメイトランド・ボールドウィンとともに海馬・扁桃体を含む側頭葉切除の手技といまでいうところの海馬硬化症の所見について報告した。また、モントリオール神経科学研究所のてんかん治療で忘れてならないのは、脳神経内科医のハーバート・ジャスパーだ。ジャスパーは脳波をてんかんに臨床応用した先駆者の一人だね。ジャスパーが頭皮上脳波や術中の皮質脳波判読を行うことで焦点同定の精度を上げた。さらに、ペンフィールドとジャスパーは一九三九年に、外傷性てんかん患者の両側側頭葉の硬膜外に穿頭孔を介して電極を留置して、三日間頭蓋内脳波を記録してから焦点の切除を行った。これが、硬膜下に電極を置き、脳表からの皮質脳波記録をして焦点を同定するようになっていき、現在の硬膜下電極留置術につながってくるわけだ。いままでは、一～二週間程度硬膜下に電極を置き、脳表からの皮質脳波記録を行って焦点診断を行うというのが一般的だけれども、これはその走りと言えるね。また、血管撮影用のカテーテルから鎮静剤アモバルビタールを注入して、言語優位側を同定する方法、内頸動脈アモバルビタール法いわゆるWADAテストが開発されたのもモントリオール神経科学研究所においてだ。開発者は日本人の脳神経内科医和田淳で一九四八年のことだ。また、脳外科医セオドア・ラスムッセンによって、自己免疫性炎症から難治性てんかん発作を発症し、次第に片麻痺・知的障害などから、半球性の脳萎縮を伴う「ラスムッセン脳炎」も一九五八年に報告された。

金城君：モントリオール神経科学研究所がてんかん診療に果たした貢献は大きいんですね。そういえば、頭部に電極を等分に配置する国際一〇—二〇法を考案したのもジャスパーでしたね。脳波のお話の時に、脳波をてんかん診療に用いた先駆者としてジャスパーのほかに、アメリカの医師フレデリック・ギブスやウィリアム・レノックスなんかも名前が挙がっていましたね。

古賀先生：この時期のもう一つの脳波研究の中心だったのが米国のハーバード大学だ。米国の脳神経内科医フレデリック・ギブス、後にギブスと結婚するエルナ・レオンハルト、ウィリアム・レノックスたちがてんかんの診断と治療に脳波を応用したもう一方のパイオニアだ。一九三〇年代初頭までは、脳波計は一チャンネルしか測れないようなものだったんだけれども、マサチューセッツ工科大学卒の科学者アルバート・グラスが三チャンネルの脳波計を開発する。グラスはさらに脳波計の改良を重ね、現在の脳波計会社グラス社を設立するわけだけれども、ギブスたちはこのグラスが開発した脳波計を使って脳波研究を行い、てんかん性や非てんかん性の脳波所見をみつけた。欠神発作における三ヘルツの全般性棘徐波複合体なんかは有名な成果だね。ギブスは後にイリノイ大学に移るんだけれども、ウェスト症候群のヒプスアリスミアなんかも報告している。

金城君：ウェスト症候群は頭部を一瞬垂れたり、四肢を一瞬縮めたりする点頭発作、精神運動発達の停止、脳波上のヒプスアリスミアを特徴とする乳児の難治性てんかんですね。

古賀先生：ウェスト症候群は、イギリスの医師ウィリアム・ウエストにより、一八四一年に彼自身の息子の症状を症例報告として初めて発表された。その脳波の所見ヒプスアリスミアはギブスたちの発見で、一九五二年のことだ。さらにギブスは、脳外科医のパーシバル・ベイリーとともに、ペンフィールドたちとは別に側頭葉てんかんに対する側頭葉切除を行っている。彼らは、クリューバー・ビュシー症候群をきたすのを避けるために側頭葉内側構造は保った状態で側頭葉の前部と外側の切除にとどめた。

和田さん：なるほど、この時期に、ペンフィールドやベイリーやギブスたちによって側頭葉てんかんの側頭葉切除術が確立されていったわけですね。

古賀先生：この一九三〇～四〇年代にかけてが、ギブスやレノックス、ジャスパーやラスムッセンたちによって、精神運動発作、いまでいう焦点性意識減損発作が側頭葉のてんかん発作によるもの、特に海馬との関連が解明されてきたからね。

金城君：レノックスってもしかして、レノックス・ガストー症候群のレノックスですか？

古賀先生：レノックス・ガストー症候群は、多彩なてんかん発作が頻繁に起き、脳波で2・5ヘルツ未満の遅棘徐波や速律動を呈し、中等度から重度の精神発達遅滞が見られる、という特徴をもつ小児期に発症する難治性のてんかんだ。ウィリアム・レノックスとともに、フランスの脳神経内科医ヘンリー・ガストーにちなんで名付けられた。ガストーは、レノックス・ガストー症候群の他にも片側痙攣・片麻痺・てんかん症候群（痙攣性てんかん重積状態に引き続き、一過性または恒久的な片麻痺を残し、後にてんかんを発症する症候群）を一九五七年に、一九八〇年代初めに小児期後半に発症する自然終息性てんかんであるガストー型小児後頭葉てんかんなども報告している。また、ガストーは、ドストエフスキー、ゴッホや「ボヴァリー婦人」で有名なフランスの小説家ギュスターヴ・フローベールなどてんかんの持病を持った人たちにおいて、てんかんと芸術的天才性との関連に関する研究でも知られている。

和田さん：てんかんを持つ人の中に傑出した能力を持つ人はいるんでしたね。ガストーは医学的な面だけでなく、てんかんとその天才的な能力との関連にまで興味を持っていたわけですね。フランスでもてんかんの研究は盛んにされていたんですか？

古賀先生：フランスは、てんかんの診療に独特のアプローチを行った。ロボトミーの副作用を減らすために、内包前脚破壊術を行ったり、定位脳外科装置を開発したフランスの脳外科医ジャン・タライラッハは覚えているかな？　タライラッハは、脳外科医のジャン・バンコーとともに独自の定位脳外科装置を用いて、定位的に深部電極を挿入して、焦点を同定する方法を考案し、一九六二年に「ステレオ脳波」と名付けて発表した。このステレオ脳波が、ヨーロッパにおいては、慢性頭蓋内脳波記録の主流となっていく一方で、北米においてはペンフィールドやジャスパーが行った、格子状電極を用いた慢性硬膜下電極留置術が主流となっていく。もっとも、近年では、米国でもステレオ脳波が見直されつつあって、主流になりつつあるようだけれどもね。

和田さん：そうですね。日本でもステレオ脳波は、二〇二〇年に保険収載されましたしね。今後、広まっていくでしょうね。てんかんの外科手術と言えば、脳外科手術の中でも独特の手技が多いですよね。頭蓋内電極留置や側頭葉切除術については分かりましたけれども、脳梁離断術や半球離断術、軟膜下多切術なんかは誰が考えたんですか？

古賀先生：脳梁離断術というのは、大脳半球間のてんかん性放電の伝播を防ぐために、左右の半球をつなぐ脳梁を断ち切る手術で、特に転倒発作に対して効果が高いことから、現在においても行われている。これを最初に行ったのは、米国の脳外科医ウィリアム・ヴァン・ワジネンで一九四〇年代のことだ。因みに、左右の脳の連絡が立たれた状態だと、左右の脳の機能を別々に調べることができるため、後に米国の神経学者ロジャー・スペリーは、この脳梁離断術を施行された患者で分離能の研究を行い、一九八一年にノーベル生理学・医学賞を受賞している。これで左右の脳の機能分化が明らかになったんだ。

和田さん：左右の脳の連絡が立たれた状態なんてかなり特殊な状況ですからね。脳梁離断術後は、急性期には一過性の無動無言を起こしますし、右脳が左脳の言語機能を使えないことで、左手の触覚性呼称障害、左視野の失読、また、左右の手が反対の動作や無関係な動作を行う拮抗失行なんかが知られていますね。

古賀先生：拮抗失行というのは、たとえば、右手で引き出しを開けながら、左手で閉めようとしたり、右手でボタンをかけながら、左手で外したりと、かなり不思議な症状だね。脳梁離断は、左右の脳半球は温存して、半球間の連絡を断ち切る処置だけれども、半球離断術というのは、半球の機能を廃絶させてしまう処置になる。離断術というから誤解されがちだけれども、機能を保つ手術ではないんだね。もっとも、乳幼児では脳に可塑性があるため、残った半球がかなりの機能を代償してくれる。だから、これは主に乳幼児のてんかんに対してなされる手術だね。これももとは、離断ではなくて、大脳半球を切除してしまう方法だったんだけど、こういった手術を「解剖学的半球切除術」という。最初にこの解剖学的半球切除術を行ったのは、米国の脳外科医ウォルター・ダンディで、もともとは脳腫瘍に対して一九二八年に行ったのが始まりだ。これをてんかんに応用したのが、カナダの脳外科医ケネス・マッケンジーで、一〇年後の一九三八年のことだ。これは発作のコントロールもよいことから、広く行われるようになっていったのだけれども、術後、長期間経ってから、およそ三〇%に、大脳半球を取り出した後の広い空間に鉄分が沈着し、頭痛、小脳失調、高次脳機能障害などのさまざまな症状、さらには三〇~四〇%が死亡するというヘモジデリン沈着症という重篤な合併症が起こることが分かってきた。そこで、「ラスムッセン脳炎」で有名なモントリオールのラスムッセンは、前頭葉と後頭葉の周囲との神経繊維連絡は断ち切りつつ、血流は保って、頭蓋内に残存させる「機能的半球切除術」という術式を考案する。また、英国の脳外科医クリス・アダムスは、モンロー孔を筋肉片で塞ぎ、硬膜を縫縮して、硬膜下空間を縮小することで、ヘモジデリン沈着を防ごうと試みたり、米国のワーウィック・ピーコックたちは、ヘモジデリンのもととなる血液交じりの髄液を、硬膜下ドレナージや硬膜下—腹腔シャント術で排出しようと試みたりなど解剖学的半球切除術の修正法も考案されたけれども、現代に行われている半球離断術を編み出したのが、フランスの脳外科医オリビエ・デランデで、vertical parasagittal hemispherotomy いわゆる垂直法と呼ばれる半球離断術を一九九二年に考案した。また、現在もう一つの主流となっている水平法として行われている periinsular hemispherotomyを編み出したのが、モントリオールの脳外科医ジャン—ガイ・ヴィルミュールだ。これらの方法はやり方自体はだいぶ異なるけれど、半球間をつなぐ交連繊維、半球内をつなぐ連合繊維、大脳皮質からの出力経路である投射繊維、辺縁系ネットワークをすべて断ち切り、半球をネットワーク的に孤立させてしまうという原則は共通している。

和田さん：なるほど。解剖学的半球切除術もヘモジデリン沈着症との戦いから、さまざまな修正法や機能的大脳半球切除術、さらには現在の大脳半球離断術へと変遷を遂げてきたわけですね。軟膜下多切術はどうですか？　機能野などに焦点があって、焦点切除ができない場合に用いられる術式ですけれども。

古賀先生：軟膜下多切術を考案したのは米国の脳神経内科医のフランク・モレルだ。分離脳研究でノーベル賞を受賞したロジャー・スペリーを覚えているかな。スペリーが、サルの運動野灰白質を軟膜下に碁盤の目のように縦横に切断したにもかかわらず、対応する上下肢にほとんど麻痺はみられないということを発見した。この発見から，脳回の機能は垂直方向の線維が主要な役割を果たしていることが示された。また、てんかんを起こすには六ミリ以上の幅の皮質の同期発射が必要であることが知られていた。これらの結果をもとに、モレルは大脳皮質を五ミリの幅で切断し、てんかん発作を抑える手技を考案し、一九六七年に学会報告した。さらに二〇年以上結果を検証して、この手術が切除術と同等のてんかん発作抑制効果を持つこと、重篤な神経脱落症状を来たさなかったことなどを一九八九年に論文としてまとめて報告したんだ。これが、軟膜下多切術の成立だ。

金城君：なるほど。てんかんの外科治療の歴史は脳の機能や神経連絡の解明とともに進んできたことがよく分かりました。ところで、現在の治療の主流は薬物療法ですよね。いろんな薬剤がありますけれども、これはどんなふうに使われるようになってきたんでしょうか？

古賀先生：もちろん、てんかん治療の基本は薬物療法だ。薬効の怪しかった薬草などが使われていた時代はさておいて、てんかんの治療に最初に用いられた抗てんかん薬は臭素剤ではないかと思う。これはもともと一九世紀から鎮静剤として用いられていたんだけれども、一八五七年に英国の産科医チャールズ・ロコックがてんかん患者に用いて発作抑制効果を報告した。ロコックは、性的な衝動がてんかん発作を引き起こすと考えて、性欲を抑制して発作を抑えようと臭素剤を用いたようだね。ついで、用いられた抗てんかん薬は、フェノバルビタールだ。もともと、フェノバルビタールなどのバルビタール製剤を開発したのは、「糖類およびプリン誘導体の合成」で一九〇二年に第二回ノーベル化学賞を受賞したドイツの化学者エミール・フィッシャーだけれども、鎮静剤や睡眠剤として用いられていたフェノバルビタールを、てんかんの治療に用いたのは、米国の精神神経科医にして脳神経内科医であるアルフレッド・ハウプトマンで、一九一二年にフェノバルビタールの抗てんかん薬としての有効性を報告した。これは強力な抗てんかん薬でいまでも用いられているね。さらに、一九〇八年ドイツの化学者ハインリッヒ・ビルツが開発したフェニトインの抗てんかん作用が一九二七年米国の脳神経内科医であるトレーシー・パットナムやヒューストン・メリットたちによって示された。ついこの前までは点滴静注製剤の主役だった薬剤だ。さらに、一九五三年にスイスの化学者ウォルター・シンドラーが開発したカルバマゼピンの抗てんかん作用が一九六二年に示された。これが焦点てんかんに対して、非常に有効なのはよく知っての通りだよ。

金城君：全般てんかんに対してよく使用されるバルプロ酸はどうですか？

古賀先生：バルプロ酸が最初に合成されたのは、一八八二年に米国で化学者のビバリー・バートンによって合成されたんだけれども当初は有機溶剤として使用されていた。これが一九六三年にフランスのピエール・エマールたちのグループによって抗てんかん作用が示された。これがバルプロ酸の開発経緯だ。これらが一つ前の世代の主な抗てんかん薬だね。現在は、レベチラセタムやラモトリジンと言った新規の抗てんかん薬が主流となってきているし、新しい抗てんかん薬は続々と開発されていくだろうけれどもね。

金城君：抗てんかん薬の新規開発は目覚ましいですね。ゾニサミドやペランパネルのように日本で開発された薬剤もありますし、これからも発展していきそうな領域ですね。外科治療については、最近の進歩は特にないのですか？

古賀先生：てんかんの外科治療で最新の話題と言えば、電気刺激を用いた治療だね。電気刺激などの刺激を用いて神経の働きを調節する治療をニューロモジュレーションというんだ。不随意運動症などで見た脳深部刺激療法なんかもそうだね。てんかんも、このニューロモジュレーションが治療に取り入れられていて、迷走神経刺激療法、脳深部刺激療法、発作反応型脳刺激療法などがある。迷走神経刺激療法はもともと、一九世紀に、米国の脳神経内科医ジェームズ・レナード・コーニングが、治療のため、てんかん患者の頸部に電気刺激をしたところまでさかのぼる。その後、動物実験などによって、迷走神経刺激の抗てんかん作用が示されるようになり、米国の神経生理学者ジェイク・ザバラが、出産する時の妻のラマーズ法にヒントを得て，一九八七年サイバロニクス社を創業し、迷走神経刺激装置の開発を行ったことで、実用化されていった。てんかんに対する脳深部刺激療法については、一九七〇年代からいろいろな刺激部位が試されてはいたんだけれども、辺縁系の一部である視床前核刺激による発作抑制効果が多施設ランダム化比較試験によって示された。また、発作反応型脳刺激療法というのは、頭部に特殊な装置を埋め込み、頭蓋内脳波を記録して、てんかん発作波を感知したら自動的に電気刺激を行い、発作を抑制するというテクノロジーの賜物で、二〇一四年に多施設二重盲検化無作為比較試験で発作抑制効果が示された。これらのニューロモジュレーション治療は、焦点切除術などの従来の外科治療に比べると発作抑制効果はまだまだなんだけれども、脳を切らずに治療ができるということと、神経の働きを調整して治療するという全く新しい概念を持つ治療で今後の発展が期待できる。

和田さん：なるほど。てんかんの治療も長い歴史がありますが、まだ発展途上なんですね。今後は、ひょっとしたら、脳を切らないニューロモジュレーション治療が主流になっていくことだってあり得るわけですね。

金城君：今後の技術の開発によっては十分にあり得ることですよね。将来は「昔は脳を切るなんていう野蛮なことをしていたんだよ」なんて言われたりして…・

古賀先生：現に私たちは、過去の治療法を見て、そんなことを言ったり、思ったりしているのであり得るだろうね。でも、医療技術にしろ科学技術にしろ、連綿と蓄積した知見や技術の上に現在の治療が成り立っていることを忘れてはいけないと思う。ヒポクラテスやガレノスが行っていたことは、現在からしたら原始的だけれども、彼らがいなければ現在の医療技術はあり得ない。それに、現在も残っている治療法は過去の成功の上澄みを見ているわけだから、その陰でどんな失敗があったのかを知らないとなぜ現在の形に行きついたのかを知ることはできないね。歴史を振り返って、過去の先人たちの成功や失敗から現在の医療を振り返るというのはいまの医療の水準を知り、今後も発展させていくためには重要なことなんじゃないだろうか？

おわりに

最後まで本書にお付き合いいただきありがとうございました。歴史を振り返って、過去の先人たちの成功や失敗を見てきましたが、脳機能解明の歴史は激動の道です。多くの論争や失敗を経て、脳の機能は解明されてきました。今後は、情報科学や人工知能などの導入に伴い、解明はさらに進んでいくでしょう。古代からの疑問である脳と心の問題にも結論が出る日が来るかもしれません。さらには、脳の機能解明とともにどのような医療技術や科学技術が開発されていくのか、未来について想像するのも心が躍ります。つくづくと脳機能について学ぶのは、面白くて興味の尽きないことだと思います。きっと、昔もいまもこの神秘的な臓器に魅了された人間は大勢いたことでしょう。普段、医学生や大学院生に、その面白さを伝えたくて、講義をするのですが力不足でなかなかうまく伝えられません。また、本書も私の文章力では、うまくその面白さが伝えられたのかは疑問です。本書には三名の登場人物が登場します。設定などは完全にフィクションですが、もとになったイメージとしては、一緒に脳波を読んだり、手術をしたりしながら、大学院生や研修医の先生たち、医学生たちとしている雑談がもとになっています。本書に登場する古賀先生のように、科学的な好奇心を持ち続けて、それを人にも伝えられるような指導者に是非ともなりたいものです。しかしながら、人にものを伝える難しさを実感する一方で、そもそも、いまさらそんなことを私ごときがいう必要などないことなのだろうとも思っています。一人でも多くの人と脳に対する興味と好奇心を共有できることを望んでいます。

参考文献

1．意識の座はどこにある？

Folzenlogen Z, Ormond DR. A brief history of cortical functional localization and its relevance to neurosurgery. Neurosurgical focus 2019 ; 47（3）: E2.

Missios S. Hippocrates, Galen, and the uses of trepanation in the ancient classical world. Neurosurgical focus 2007 ; 23（1）: E11.

Ropper AH, Gorson KC. Clinical practice. Concussion. The New England journal of medicine 2007 ; 356（2）: 166-72.

ノーベル賞の記録編集委員会. ノーベル賞　117年の記録. 東京：山川出版社, 2017.

ワイルダー・ペンフィールド. 脳と心の神秘. 東京：法政大学出版局, 2011.

Stereotactic academy. Psychosurgery - Past and Present（in Japanese）; Available from: https://www.youtube.com/watch?v=djVGZMfaxIY.

wikipedia. John Eccles（neurophysiologist）; Available from : https://en.wikipedia.org/wiki/John_Eccles_（neurophysiologist）.

wikipedia. Nemesius; Available from: https://en.wikipedia.org/wiki/Nemesius.

wikipedia. Wilder Penfield; Available from: https://en.wikipedia.org/wiki/Wilder_Penfield.

wikipedia. アリストテレス; Available from: https://ja.wikipedia.org/wiki/%E3%82%A2%E3%83%AA%E3%82%B9%E3%83%88%E3%83%86%E3%83%AC%E3%82%B9.

wikipedia. アンドレアス・ヴェサリウス; Available from: https://ja.wikipedia.org/wiki/%E3%82%A2%E3%83%B3%E3%83%89%E3%83%AC%E3%82%A2%E3%82%B9%E3%83%BB%E3%83%B4%E3%82%A7%E3%82%B5%E3%83%AA%E3%82%A6%E3%82%B9.

wikipedia. エラシストラスト; Available from: https://ja.wikipedia.org/wiki/%E3%82%A8%E3%83%A9%E3%82%B7%E3%82%B9%E3%83%88%E3%83%A9%E3%82%B9%E3%83%88.

wikipedia. ガレノス; Available from: https://ja.wikipedia.org/wiki/%E3%82%AC%E3%83%AC%E3%83%8E%E3%82%B9.

wikipedia. トーマス・ウィリス; Available from: https://ja.wikipedia.org/wiki/%E3%83%88%E3%83%BC%E3%83%9E%E3%82%B9%E3%83%BB%E3%82%A6%E3%82%A3%E3%83%AA%E3%82%B9.

wikipedia. フランツ・ヨーゼフ・ガル; Available from: https://ja.wikipedia.org/wiki/%E3%83%95%E3%83%A9%E3%83%B3%E3%83%84%E3%83%BB%E3%83%A8%E3%83%BC%E3%82%BC%E3%83%95%E3%83%BB%E3%82%AC%E3%83%AB.

wikipedia. ヘロフィロス; Available from: https://ja.wikipedia.org/wiki/%E3%83%98%E3%83%AD%E3%83%95%E3%82%A3%E3%83%AD%E3%82%B9.

２．脳の機能は局在する？

Folzenlogen Z, Ormond DR. A brief history of cortical functional localization and its relevance to neurosurgery. Neurosurgical focus 2019 ; 47（3）: E2.

Tanner A, Lüders H. Cortical mapping by electrical stimulation of subdural electrodes: primary somatosensory and motor areas. In: Lüders H, editor. Textbook of Epilepsy Surgery. Boca Raton, FL : CRC Press ; 2008. p. 978-82.

Uematsu S, Lesser RP, Gordon B. Localization of sensorimotor cortex: the influence of Sherrington and Cushing on the modern concept. Neurosurgery 1992 ; 30（6）: 904-12 ; discussion 12-3.

ノーベル賞の記録編集委員会．ノーベル賞　117年の記録．東京：山川出版社，2017.

高橋　恭一．電気生理学の草分け―Du Bois Reymondの実験―．人間環境学研究 2016；14：39–52.

萬年　甫．失語症研究事始め．音声言語医学 1981；22（1）：15–21.

Stereotactic academy. Psychosurgery - Past and Present（in Japanese）; Available from: https://www.youtube.com/watch?v=djVGZMfaxIY.

wikipedia. Alessandro Volta; Available from: https://en.wikipedia.org/wiki/Alessandro_Volta.

wikipedia. Carl Wernicke; Available from: https://en.wikipedia.org/wiki/Carl_Wernicke.

wikipedia. Charles Scott Sherrington; Available from: https://en.wikipedia.org/wiki/Charles_Scott_Sherrington.

wikipedia. David Ferrier; Available from: https://en.wikipedia.org/wiki/David_Ferrier.

wikipedia. Eduard Hitzig; Available from: https://en.wikipedia.org/wiki/Eduard_Hitzig.

wikipedia. Giovanni Aldini; Available from: https://en.wikipedia.org/wiki/Giovanni_Aldini.

wikipedia. Gustav Fritsch; Available from: https://en.wikipedia.org/wiki/Gustav_Fritsch.

wikipedia. Jean Pierre Flourens; Available from: https://en.wikipedia.org/wiki/Jean_Pierre_Flourens.

wikipedia. Jean-Baptiste Bouillaud; Available from: https://en.wikipedia.org/wiki/Jean-Baptiste_Bouillaud.

wikipedia. Joseph Jules Dejerine; Available from: https://en.wikipedia.org/wiki/Joseph_Jules_Dejerine.

wikipedia. Korbinian Brodmann; Available from: https://en.wikipedia.org/wiki/Korbinian_Brodmann.

wikipedia. Luigi Galvani; Available from: https://en.wikipedia.org/wiki/Luigi_Galvani.

wikipedia. Mary Shelley; Available from: https://en.wikipedia.org/wiki/Mary_Shelley.

wikipedia. Paul Broca; Available from: https://en.wikipedia.org/wiki/Paul_Broca.

wikipedia. Victor Horsley; Available from: https://en.wikipedia.org/wiki/Victor_Horsley.

wikipedia. エミール・デュ・ボア＝レーモン; Available from: https://ja.wikipedia.org/wiki/%E3%82%A8%E3%83%9F%E3%83%BC%E3%83%AB%E3%83%BB%E3%83%87%E3%83%A5%E3%83%BB%E3%83%9C%E3%82%A2%EF%BC%9D%E3%83%AC%E3%83%BC%E3%83%A2%E3%83%B3.

wikipedia. フランツ・ヨーゼフ・ガル; Available from: https://ja.wikipedia.org/wiki/%E3%83%95%E3%83%A9%E3%83%B3%E3%83%84%E3%83%BB%E3%83%A8%E3%83%BC%E3%82%BC%E3%83%95%E3%83%BB%E3%82%AC%E3%83%AB.

3．人の脳の機能を探る!!

Ambrose J. Computerized transverse axial scanning（tomography）. 2. Clinical application. The British journal of radiology 1973 ; 46（552）: 1023-47.

Damadian R. Tumor detection by nuclear magnetic resonance. Science 1971 ; 171（3976）: 1151-3.

Dandy WE. Ventriculography Following the Injection of Air into the Cerebral Ventricles. Annals of surgery 1918 ; 68（1）: 5-11.

Dandy WE. Rontgenography of the Brain after the Injection of Air into the Spinal Canal. Annals of surgery 1919 ; 70（4）: 397-403.

Feindel W, Leblanc R, de Almeida AN. Epilepsy surgery: historical highlights 1909-2009. Epilepsia 2009 ; 50 Suppl 3:131-51.

Folzenlogen Z, Ormond DR. A brief history of cortical functional localization and its relevance to neurosurgery. Neurosurgical focus 2019 ; 47（3）: E2.

Hounsfield GN. Computerized transverse axial scanning（tomography）. 1. Description of system. The British journal of radiology 1973 ; 46（552）: 1016-22.

Huettel SA, Song A, McCarthy G. fMRI 原理と実践. 東京：メディカル・サイエンス・インターナショナル, 2016.

Kuhl D, Edwards R. Image Separation Radioisotope Scanning. Radiology 1963 ; 80（4）: 653-62.

Lauterbur PC. Image formation by induced local interactions. Examples employing nuclear magnetic resonance. 1973. Clinical orthopaedics and related research 1989（244）: 3-6.

Mansfield P, Maudsley AA. Medical imaging by NMR. The British journal of radiology 1977 ; 50（591）: 188-94.

Patra DP, Hess RA, Abi-Aad KR, Muzyka IM, Bendok BR. Roberts Bartholow: the progenitor of human cortical stimulation and his contentious experiment. Neurosurgical focus 2019 ; 47（3）: E6.

Perry BJ, Bridges C. Computerized transverse axial scanning（tomography）. 3. Radiation dose considerations. The British journal of radiology 1973 ; 46（552）: 1048-51.

Schijns OE, Hoogland G, Kubben PL, Koehler PJ. The start and development of epilepsy surgery in Europe: a historical review. Neurosurgical review 2015 ; 38（3）: 447-61.

Tanner A, Lüders H. Cortical mapping by electrical stimulation of subdural electrodes: primary somatosensory and motor areas. In: Lüders H, editor. Textbook of Epilepsy Surgery. Boca Raton, FL : CRC Press; 2008. p. 978-82.

Ter-Pogossian MM, Phelps ME, Hoffman EJ, Mullani NA. A positron-emission transaxial tomograph for nuclear imaging（PETT）. Radiology 1975 ; 114（1）: 89-98.

Uematsu S, Lesser RP, Gordon B. Localization of sensorimotor cortex: the influence of Sherrington and Cushing on the modern concept. Neurosurgery 1992 ; 30（6）: 904-12 ; discussion 12-3.

ノーベル賞の記録編集委員会. ノーベル賞　117年の記録. 東京：山川出版社, 2017.

ワイルダー・ペンフィールド. 脳と心の神秘. 東京：法政大学出版局, 2011.

wikipedia. Fedor Krause; Available from: https://en.wikipedia.org/wiki/Fedor_Krause.

wikipedia. Functional magnetic resonance imaging.

wikipedia. Harvey Cushing; Available from: https://en.wikipedia.org/wiki/Harvey_Cushing.

wikipedia. Otfrid Foerster; Available from: https://en.wikipedia.org/wiki/Otfrid_Foerster.

wikipedia. Positron emission tomography.

wikipedia. Roberts Bartholow; Available from: https://en.wikipedia.org/wiki/Roberts_Bartholow.

wikipedia. Walter Dandy; Available from: https://en.wikipedia.org/wiki/Walter_Dandy.

wikipedia. Wilder Penfield; Available from: https://en.wikipedia.org/wiki/Wilder_Penfield.

wikipedia. ヴィルヘルム・レントゲン; Available from: https://ja.wikipedia.org/wiki/%E3%83%B4%E3%82%A3%E3%83%AB%E3%83%98%E3%83%AB%E3%83%A0%E3%83%BB%E3%83%AC%E3%83%B3%E3%83%88%E3%82%B2%E3%83%B3.

wikipedia. 核磁気共鳴画像法.

4．脳の信号を検出する！

Stone JL, Hughes JR. Early history of electroencephalography and establishment of the American Clinical Neurophysiology Society. Journal of clinical neurophysiology : official publication of the American Electroencephalographic Society 2013 ; 30（1）: 28-44.

ノーベル賞の記録編集委員会. ノーベル賞　117年の記録. 東京：山川出版社, 2017.

武田　常広. 脳工学. 東京：コロナ社, 2003.

宮内　哲. 脳波の発見　ハンス・ベルガーの夢. 東京：岩波書店, 2020.

柳澤　信夫, 柴崎　浩. 神経生理を学ぶ人のために. 2 ed. 東京：医学書院, 2002.

wikipedia. Auditory brainstem response.

wikipedia. Edgar Adrian; Available from: https://en.wikipedia.org/wiki/Edgar_Adrian.

wikipedia. Electroencephalography; Available from: https://en.wikipedia.org/wiki/Electroencephalography#.

wikipedia. Evoked potential; Available from: https://en.wikipedia.org/wiki/Evoked_potential#Visual_evoked_potential.

wikipedia. Hans Berger; Available from: https://en.wikipedia.org/wiki/Hans_Berger.

wikipedia. Somatosensory evoked potential. Available from: https://en.wikipedia.org/wiki/Somatosensory_evoked_potential

wikipedia. 脳磁図. Available from: https://ja.wikipedia.org/wiki/%E8%84%B3%E7%A3%81%E5%9B%B3#%E8%84%B3%E7%A3%81%E5%9B%B3%E3%81%AE%E6%AD%B4%E5%8F%B2

5．心の病を手術する！

Artico M, Spoletini M, Fumagalli L, Biagioni F, Ryskalin L, Fornai F, et al. Egas Moniz: 90 Years（1927-2017）from Cerebral Angiography. Frontiers in neuroanatomy 2017 ; 11 : 81.

Blomstedt P. Cerebral Impaludation - An Ignoble Procedure between Two Nobel Prizes: Frontal Lobe Lesions before the Introduction of Leucotomy. Stereotactic and functional neurosurgery 2020 ; 98（3）: 150-9.

Cervellin G, Mitaritonno M, Longobardi U, Virdis R. Two Masters of Surgery in Parma during the Middle Ages. Acta bio-medica : Atenei Parmensis 2020 ; 91（4）: e2020109.

Feldman RP, Alterman RL, Goodrich JT. Contemporary psychosurgery and a look to the future. Journal of neurosurgery 2001 ; 95（6）: 944-56.

Gildenberg PL. Spiegel and Wycis - the early years. Stereotactic and functional neurosurgery 2001 ; 77（1-4）: 11-6.

Lyerly JG. Prefrontal lobotomy for the relief of intractable pain. American journal of surgery 1951 ; 81（5）: 526-32.

Mashour GA, Walker EE, Martuza RL. Psychosurgery: past, present, and future. Brain research Brain research reviews 2005 ; 48（3）: 409-19.

Mashour GA, Walker EE, Martuza RL. Psychosurgery: past, present, and future. Brain research Brain research reviews 2005 ; 48（3）: 409-19.

Missios S. Hippocrates, Galen, and the uses of trepanation in the ancient classical world. Neurosurgical focus 2007 ; 23（1）: E11.

Raudam E, Kaasik AE. Ludwig Puusepp 1875-1942. Surgical neurology 1981 ; 16（2）: 85-7.

Surbeck W, Stienen MN, Hildebrandt G. Emil Theodor Kocher--valve surgery for epilepsy. Epilepsia 2012;53（12）: 2099-103.

Zanello M, Pallud J, Baup N, Peeters S, Turak B, Krebs MO, et al. History of psychosurgery at Sainte-Anne Hospital, Paris, France, through translational interactions between psychiatrists and neurosurgeons. Neurosurgical focus 2017 ; 43 (3) : E9.

坂井　建雄. サレルノ医学校―その歴史とヨーロッパの医学教育における意義. 日本医史学雑誌 2015 ; 61 (4) : 393-407.

平　孝臣. 海外における精神疾患に対する脳神経外科治療の現状. 日本生物学的精神医学会誌 2013 ; 24 (1) : 11-21.

橳島　次郎. 精神を切る手術――脳に分け入る科学の歴史. 東京 : 岩波書店, 2012.

深谷　親, 小林　一太, 大島　英規, 山本　隆充, 容一 片. 脳深部刺激療法. 日大医誌 2012 : 71 (6) : 405-9.

田中　雄一郎. ロボトミーの歴史 (2) : ロボトミー以前. 聖マリアンナ医科大学雑誌 2022 ; 50 : 97-109.

田中　雄一郎. ロボトミーの歴史 (3) : ロボトミー誕生. 聖マリアンナ医科大学雑誌 2022 ; 50 : 111-20.

Stereotactic academy. Psychosurgery - Past and Present (in Japanese) ; Available from: https://www.youtube.com/watch?v=djVGZMfaxIY.

6. ロボトミー以降の精神外科

Akbarian-Tefaghi L, Zrinzo L, Foltynie T. The Use of Deep Brain Stimulation in Tourette Syndrome. Brain sciences 2016 ; 6 (3) .

Ballantine HT, Jr., Cassidy WL, Flanagan NB, Marino R, Jr. Stereotaxic anterior cingulotomy for neuropsychiatric illness and intractable pain. Journal of neurosurgery 1967 ; 26 (5) : 488-95.

Barbosa DAN, de Oliveira-Souza R, Monte Santo F, de Oliveira Faria AC, Gorgulho AA, De Salles AAF. The hypothalamus at the crossroads of psychopathology and neurosurgery. Neurosurgical focus 201 7; 43 (3) : E15.

Dietrichs E. Carl Wilhelm Sem-Jacobsen: Aerospace Neurophysiology and Deep Brain Stimulation Pioneer. Neurology 2022 ; 98 (5) : 199-203.

Feldman RP, Alterman RL, Goodrich JT. Contemporary psychosurgery and a look to the future. Journal of

neurosurgery. 2001 ; 95 (6) : 944-956.

Harary M, Cosgrove GR. Jean Talairach: a cerebral cartographer. Neurosurgical focus 2019 ; 47 (3) : E12.

Heiden P, Pieczewski J, Andrade P. Women in Neuromodulation: Innovative Contributions to Stereotactic and Functional Neurosurgery. Frontiers in human neuroscience 2021 ; 15 : 756039.

Kelly D, Mitchell-Heggs N. Stereotactic limbic leucotomy--a follow-up study of thirty patients. Postgraduate medical journal 1973 ; 49 (578) : 865-82.

Krauss JK. Deep brain stimulation for dystonia in adults. Overview and developments. Stereotactic and functional neurosurgery 2002 ; 78 (3-4) : 168-82.

Krauss JK, Lipsman N, Aziz T, et al. Technology of deep brain stimulation: current status and future

directions. Nature reviews Neurology. 2021 ; 17 (2) : 75-87.

Laitinen LV. Psychosurgery. Stereotactic and functional neurosurgery 2001 ; 76 (3-4) : 239-42.

Mustroph ML, Cosgrove GR, Williams ZM. The Evolution of Modern Ablative Surgery for the Treatment of Obsessive-Compulsive and Major Depression Disorders. Frontiers in integrative neuroscience 2022;16:797533.

Pereira EA. Letter to the Editor: Stereotactic subcaudate tractotomy: Knight stood on 3 giants' shoulders. Journal of neurosurgery 2017;126 (4) : 1364-6.

Schleim S. Neurorights in History: A Contemporary Review of Jose M. R. Delgado's "Physical Control of the Mind" (1969) and Elliot S. Valenstein's "Brain Control" (1973) . Frontiers in human neuroscience 2021 ; 15 : 703308.

Vandewalle V, van der Linden C, Groenewegen HJ, Caemaert J. Stereotactic treatment of Gilles de la Tourette syndrome by high frequency stimulation of thalamus. Lancet 1999 ; 353 (9154) : 724.

ローン・フランク. 闇の脳科学 「完全な人間」をつくる. 東京：文藝春秋, 2020.

平 孝臣. 海外における精神疾患に対する脳神経外科治療の現状. 日本生物学的精神医学会誌 2013；24（1）：11-21.

橳島 次郎. 精神を切る手術――脳に分け入る科学の歴史. 東京：岩波書店, 2012.

深谷 親, 小林 一太, 大島 英規, 山本 隆充, 容一 片. 脳深部刺激療法. 日大医誌 2012；71（6）：405-9.

Stereotactic academy. Psychosurgery - Past and Present（in Japanese）; Available from: https://www.youtube.com/watch?v=djVGZMfaxIY.

7. 日本の精神外科事情

平 孝臣. 機能神経外科領域における日本の貢献. 脳神経外科ジャーナル 2022；31（10）：626-36.

橳島 次郎. 精神を切る手術――脳に分け入る科学の歴史. 東京: 岩波書店, 2012.

広瀬 貞雄. 精神医学における身体療法 主として精神外科について. 日大医誌 1970；31（1）：1-17.

Wikipedia. ロボトミー殺人事件; Available from: https://ja.wikipedia.org/wiki/%E3%83%AD%E3%83%9C%E3%83%88%E3%83%9F%E3%83%BC%E6%AE%BA%E4%BA%BA%E4%BA%8B%E4%BB%B6.

Wikipedia. 赤レンガ闘争. Available from: https://ja.wikipedia.org/wiki/%E8%B5%A4%E3%83%AC%E3%83%B3%E3%82%AC%E9%97%98%E4%BA%89

Wikipedia. 臺実験; Available from: https://ja.wikipedia.org/wiki/%E8%87%BA%E5%AE%9F%E9%A8%93.

8. 不随意運動症を手術する！

Abel TJ, Walch T, Howard MA, 3rd. Russell Meyers（1905-1999）: pioneer of functional and ultrasonic neurosurgery. Journal of neurosurgery 2016 ; 125（6）: 1589-95.

Blond S, Broggi G, Lazorthes Y, Meyerson BA. Jean Siegfried（1931-2014）. Stereotactic and functional neurosurgery 2015 ; 93（2）: 73-4.

Das K, Benzil DL, Rovit RL, Murali R, Couldwell WT. Irving S. Cooper（1922-1985）: a pioneer in functional neurosurgery. Journal of neurosurgery 1998 ; 89（5）: 865-73.

Gabriel EM, Nashold BS, Jr. Evolution of neuroablative surgery for involuntary movement disorders : an

historical review. Neurosurgery. 1998 ; 42（3）: 575-590.

Krauss JK. Deep brain stimulation for dystonia in adults. Overview and developments. Stereotactic and

functional neurosurgery. 2002 ; 78（3-4）: 168-182.

Schlesinger EB. Tracy Jackson Putnam. Surgical neurology 1988 ; 29（2）: 89-90.

Walters H, Shah BB. Focused Ultrasound and Other Lesioning Therapies in Movement Disorders. Current neurology and neuroscience reports 2019 ; 19（9）: 66.

Yap Y, Morris R, Adapa R. Movement disorder surgery Part I: historical background and principle of surgery. BJA education 2021 ; 21（4）: 133-9.

森実　飛鳥, 高橋　淳. パーキンソン病に対する細胞移植治療. 日本薬理学雑誌 2016；147：264–8.

佐藤　澄人, 隈部 俊宏. パーキンソン病に対する外科治療. 北里医学 2013；43：95–104.

Stereotactic academy. A short history of movement disorders surgery（in Japanese）; Available from: https://www.youtube.com/watch?v=mY5ImGARLl8.

９．てんかんを治療する！

Adams CB. Hemispherectomy--a modification. Journal of neurology, neurosurgery, and psychiatry 1983 ; 46（7）: 617-9.

Akimoto H. What I learnt from studying epilepsy: epileptology and myself. Psychiatry and clinical neurosciences 2004 ; 58（2）: 101-9.

Bahuleyan B, Robinson S, Nair AR, Sivanandapanicker JL, Cohen AR. Anatomic hemispherectomy: historical perspective. World neurosurgery 2013 ; 80 (3-4) : 396-8.

Dravet C, Roger J. In memoriam, Henri Gastaut, 1915-1995. Epilepsia 1996 ; 37 (4) : 410-5.

Eadie MJ. Sir Charles Locock and potassium bromide. The journal of the Royal College of Physicians of Edinburgh 2012 ; 42 (3) : 274-9.

Feindel W, Leblanc R, de Almeida AN. Epilepsy surgery: historical highlights 1909-2009. Epilepsia 2009 ; 50 Suppl 3 : 131-51.

Hanjani K, Fatehi M, Schmidt N, Aghakhani Y, Redekop GJ. A History of Diagnostic Investigations in Epilepsy Surgery. The Canadian journal of neurological sciences Le journal canadien des sciences neurologiques 2021 ; 48 (6) : 845-51.

Macmillan M. William Macewen [1848-1924]. Journal of neurology 2010 ; 257 (5) : 858-9.

Morrell F, Whisler WW, Bleck TP. Multiple subpial transection: a new approach to the surgical treatment of focal epilepsy. Journal of neurosurgery 1989 ; 70 (2) : 231-9.

Olivier A, Boling WW, T T. Techniques in Epilepsy Surgery The MNI Approach. Cambridge: Cambridge University Press;, 2012.

Panteliadis CP, Vassilyadi P, Fehlert J, Hagel C. Historical documents on epilepsy: From antiquity through the 20th century. Brain & development 2017 ; 39 (6) : 457-63.

Peacock WJ, Wehby-Grant MC, Shields WD, Shewmon DA, Chugani HT, Sankar R, et al. Hemispherectomy for intractable seizures in children: a report of 58 cases. Child's nervous system : ChNS : official journal of the International Society for Pediatric Neurosurgery 1996 ; 12 (7) : 376-84.

Preul MC, Stratford J, Bertrand G, Feindel W. Neurosurgeon as innovator: William V. Cone (1897-1959) . Journal of neurosurgery 1993 ; 79 (4) : 619-31.

Reif PS, Strzelczyk A, Rosenow F. The history of invasive EEG evaluation in epilepsy patients. Seizure 2016 ; 41 : 191-5.

Sarikcioglu L. Otfrid Foerster (1873-1941) : one of the distinguished neuroscientists of his time. Journal of neurology, neurosurgery, and psychiatry 2007 ; 78 (6) : 650.

Schijns OE, Hoogland G, Kubben PL, Koehler PJ. The start and development of epilepsy surgery in Europe: a historical review. Neurosurgical review 2015 ; 38 (3) : 447-61.

Schwarz A, Strakos C, R W. A Brief Review on Carbamazepine – History, Pharmacological Properties and Environmental Impact. Insights in Chemistry and Biochemistry 2021 ; 1 (4) .

Stahnisch FW, Nakashima AS. Theodore Brown Rasmussen (1910-2002) . Journal of neurology 2013 ; 260 (10) : 2694-6.

Stone JL, Hughes JR. Early history of electroencephalography and establishment of the American Clinical Neurophysiology Society. Journal of clinical neurophysiology : official publication of the American Electroencephalographic Society 2013 ; 30 (1) : 28-44.

Uematsu S, Lesser RP, Gordon B. Localization of sensorimotor cortex: the influence of Sherrington and Cushing on the modern concept. Neurosurgery 1992 ; 30 (6) : 904-12; discussion 12-3.

Zottoli SJ. The origins of The Grass Foundation. The Biological bulletin 2001 ; 201 (2) : 218-26.

井林 賢志, 川合　謙介. てんかん等に対する迷走神経刺激療法. 自律神経 2022 ; 59 (2) : 212–20.

稲次 基希, 前原 健寿, Doyle WK. 新規抗てんかん薬時代のてんかん外科治療 ―てんかん外科へのneuromodulationの導入―. 脳神経外科ジャーナル 2022 ; 31 (7) : 440–7.

加藤 天美, 貴島 晴彦, 沖永 剛志, 二宮 宏智, 橋本 直哉, 押野 悟, et al. 機能的大脳半球切除術. 脳神経外科ジャーナル 2006 ; 15 (3) : 203–9.

風祭　元. てんかん余話 抗てんかん薬の発見・開発の歴史. Epilepsy 2015 9 (1) : 56–7.

清水　弘之. てんかん外科におけるMST (multiple subpial transection) の意義 : 現状と展望を踏まえて. 脳神経外科ジャーナル 2002 ; 11 (6) : 389–95.

金澤　治. 知られざる万人の病　てんかん. 2 ed. 東京 : 南山堂, 2006.

星田　徹. 側頭葉てんかんの外科治療 ―過去からの問題点を振り返る. BRAIN and NERVE 2011；63（4）：313-20.

秋元　波留夫. てんかん研究とJohn Huhlings Jackson. てんかん研究 1989；7：1-12.

中山　和彦. てんかんが語る脳内革命　―けいれんする生命. 精神神経学雑誌 2012；114（7）：835-42.

著者紹介

江夏　怜（えなつ　れい）

脳神経外科医（日本脳神経外科学会専門医指導医、日本脳卒中学会専門医指導医、日本てんかん学会専門医指導医、日本臨床神経生理学会脳波（指導医）・術中脳脊髄モニタリング専門医、日本定位・機能神経外科学会技術認定医、米国医師資格など）。

１９７４年福島県生まれ。２０００年九州大学医学部卒業。２００８年京都大学医学博士。京都大学病院、天理よろづ相談所病院、神鋼病院、米国クリーブランドクリニック、国立病院機構姫路医療センター勤務を経て、現在、札幌医科大学脳神経外科講師。

２０１４年度日本てんかん学会Juhn and Mary Wada奨励賞、２０１５年度京都大学同門会半田肇賞、公益財団法人てんかん治療研究振興財団平成27年度研究褒賞など受賞。

趣味は古武道（大東流合気柔術免許皆伝師範、無双直伝英信流居合術錬士六段）、語学（中国語検定2級、実用フランス語技能検定準2級）、料理など。

著書に「古流柔術の殺法・活法」（東京図書出版）、「大東流合気柔術　合する合気の道」（ブイツーソリューション）、「脳波超入門」（メディカ出版）など。

脳機能解明の歴史

2024 年 4 月 17 日　　第 1 刷発行

著　者 ―― 江夏怜
発　行 ―― 日本橋出版
〒 103-0023　東京都中央区日本橋本町 2-3-15
https://nihonbashi-pub.co.jp/
電話／ 03-6273-2638
発　売 ―― 星雲社（共同出版社・流通責任出版社）
〒 112-0005　東京都文京区水道 1-3-30
電話／ 03-3868-3275

ISBN 978-4-434-33808-3